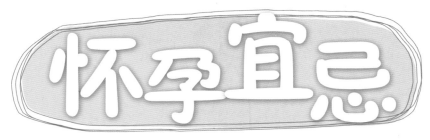

怀孕宜忌

速查手册

张小平◎主编

U0305613

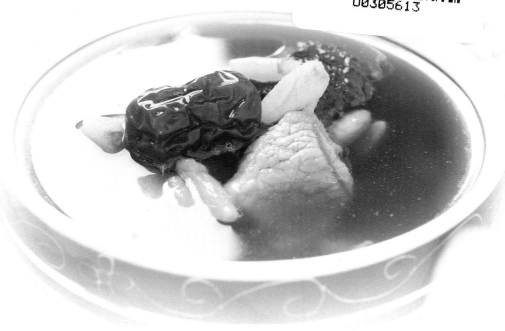

吉林科学技术出版社

图书在版编目（ＣＩＰ）数据

怀孕宜忌速查手册 / 张小平主编 . —— 长春 ： 吉林
科学技术出版社， 2015.10
（新手父母随身读）
ISBN 978-7-5384-9883-7

Ⅰ . ①怀… Ⅱ . ①张… Ⅲ . ①妊娠期－妇幼保健－手
册 Ⅳ . ① R715.3-62

中国版本图书馆 CIP 数据核字（2015）第 233567 号

怀孕宜忌速查手册

HUAIYUN YIJI SUCHA SHOUCE

主　　编　张小平
出 版 人　李　梁
责任编辑　隋云平　宿迪超
封面设计　长春市创意广告图文制作有限责任公司
制　　版　长春市创意广告图文制作有限责任公司
开　　本　710mm×1000mm　1/16
字　　数　230千字
印　　张　14
印　　数　1—7000册
版　　次　2016年6月第1版
印　　次　2016年6月第1次印刷

- -

出　　版　吉林科学技术出版社
发　　行　吉林科学技术出版社
地　　址　长春市人民大街4646号
邮　　编　130021
发行部电话/传真　　0431-85635177　85651759　85651628
　　　　　　　　　　　　　　85652585　85635176
储运部电话　0431-86059116
编辑部电话　0431-86037565
网　　址　www.jlstp.net
印　　刷　延边新华印刷有限公司

- -

书　　号　ISBN 978-7-5384-9883-7
定　　价　35.00元

前言

　　月经迟来超过10天、有类似感冒的症状、身体有些疲倦……当有这些症状的时候，你可能是怀孕了！无论你是否做好准备，天赐的宝贝已经悄悄在你身体里"安家"。接下来的日子你就是家中最重点的保护对象，因为你承载了非常重要的责任——孕育生命。

　　你可能会不断地问自己："我真的怀孕了吗？我的身体里居然有个小东西在悄悄地长大？"这种妙不可言的感觉会让你从心底里感到幸福。但是接下来的10个月，你会经历恶心、疲倦、呕吐、胃灼热、水肿、腰痛、腿抽筋等身体不适症状，这证明宝贝在长大，而且非常健康。为了宝贝的健康成长，妈妈即使经受着痛苦也会尽可能地付出所有。

　　10个月的孕期生活，你可能会不断产生疑问："每餐到底应该怎么吃？可不可以去旅行？可不可以化妆？可不可以过性生活？……"这些疑问都由本书来为你解答。本书是针对众多孕妈妈对孕期生活产生的疑问进行编排梳理而成的，会帮助你更舒服、更健康地走过这10个月。宝贝的健康成长是我们共同的心愿。

目录 CONTENTS

第二章　孕期每周饮食宜忌

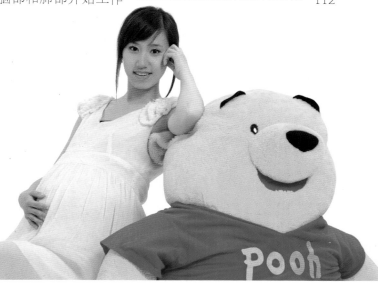

第三章　孕期适宜做的胎教

第四章　孕期生活与工作的宜忌

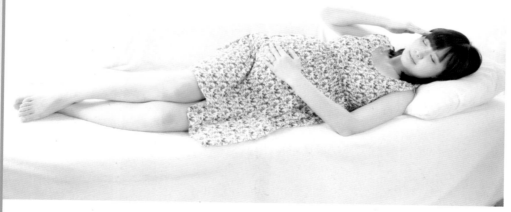

孕期工作宜忌 …………………………………………… 152

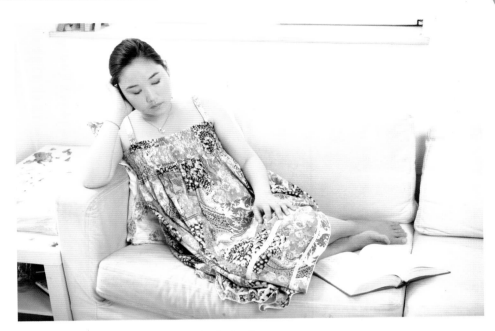

第五章　战胜孕期不适宜忌

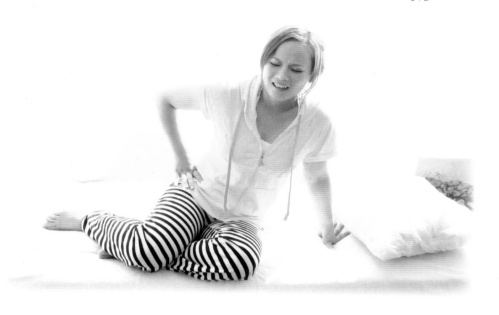

第六章　临产分娩宜忌

第七章　产后宜忌

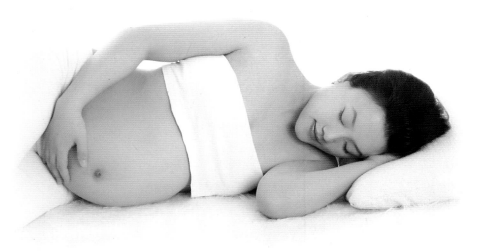

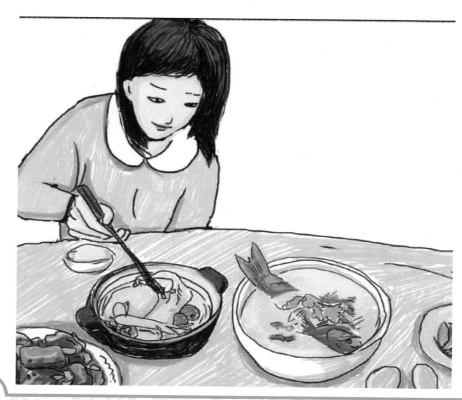

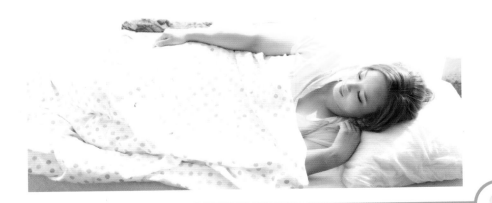

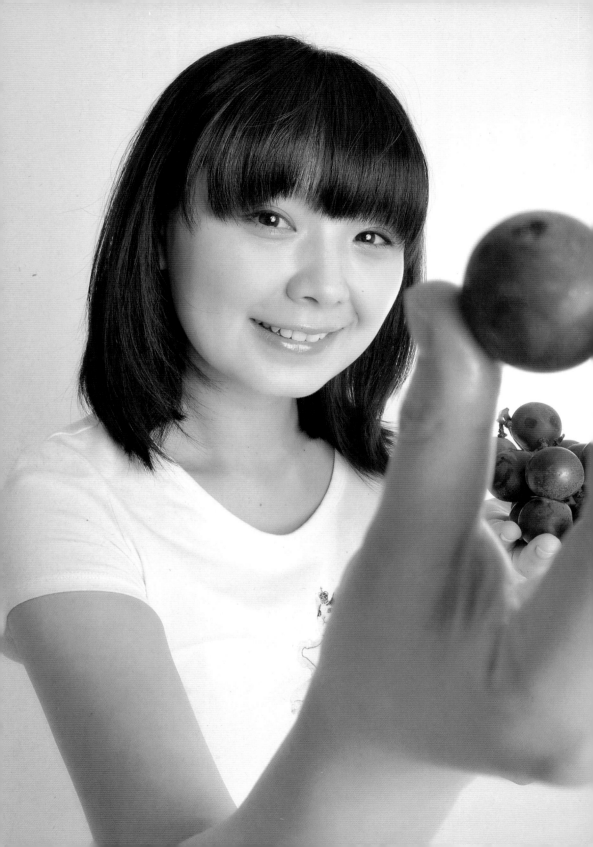

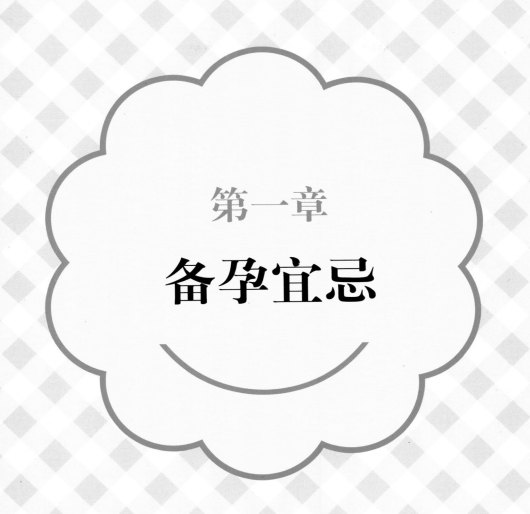

第一章

备孕宜忌

备孕女性饮食宜忌

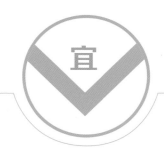

▽宜提前3个月补充叶酸

最好从怀孕前3个月就开始补充叶酸，每天补充400～800微克。当然，也许胎宝宝会在不知不觉中到来，即使没有来得及补充叶酸也没关系，如果丈夫和妻子都很健康，从怀孕那一刻起补充叶酸也是没有问题的。含丰富叶酸的食物见下表：

深绿叶蔬菜	苋菜、菠菜、油菜、小白菜等	
动物的肝脏	鸡肝、猪肝、牛肝等	
谷类食物	全麦面粉、大麦、米糠、小麦胚芽、糙米等	
豆类、坚果类	黄豆、绿豆、豆制品、花生、核桃、腰果等	
新鲜水果	柑橘、橙子、草莓等	

▽宜补铁

铁是造血的原料，在人体需要的矿物质元素中位列第二。如果铁摄入不足，孕期母体就会发生不同程度的贫血或者营养不良，甚至可能导致流产。孕前和孕期都宜多摄入富含铁的食物，如动物内脏、海带、紫菜、黄豆、菠菜、芹菜、油菜、番茄、枣、橘子等。

✗ 忌食用辛辣食物

辣椒、胡椒、花椒等调味品刺激性较大，计划怀孕或已经怀孕的女性大量食用这类食品后，会出现消化功能障碍。因此，建议尽量避免摄入此类食品。

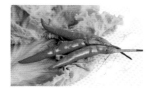

✗ 忌用鸡精

鸡精的成分是谷氨酸钠，进食过多会影响锌的吸收，不利于胎宝宝神经系统的发育。

✗ 忌食用烧烤

应尽量减少吃烧烤的次数。因为牛羊肉在熏烤的过程中，炭火的呛烟中含有多种致癌物质，烤肉时肉的营养也随之被破坏，而且未烤熟的肉还容易携带弓形虫，因此不适合待孕夫妇食用。

✗ 忌食用腌制食品

腌制食品虽然美味，但内含亚硝酸盐等，对身体很不利。

✗ 忌喝咖啡、可乐

备孕女性不要过多饮用咖啡、茶、可乐等含有咖啡因的饮品。咖啡因作为一种能引起女性生理变化的物质，可以在一定程度上改变女性体内的雌激素、孕激素的比例，从而间接抑制受精卵在子宫内的着床和发育。

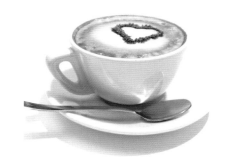

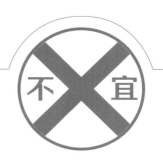

不宜

备孕男性饮食宜忌

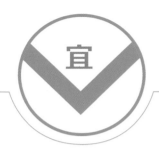

宜

♡ √宜让丈夫多吃的食物

研究发现，精子的生存需要优质蛋白质、钙和锌等无机盐、一些微量元素、精氨酸及多种维生素等。受孕之前半年，夫妻双方就需要做好饮食上的准备，多吃含叶酸、锌、钙的食物。为了产生优质的精子和卵子并结合成受精卵，以下食品不妨多吃：

海 带

功效：对放射性物质有特别的亲和力，其胶质能促使体内的放射性物质随大便排出，从而减少体内诱发人体机能异常的物质。

春 韭

功效：又称起阳草，富含挥发油、硫化物、蛋白质、纤维素等营养素。春韭温中益脾、壮阳固精，其纤维可帮助吸烟饮酒者排除体内的毒素。（孕妈妈慎用韭菜）

海 鱼

功效：含多种不饱和脂肪酸，能阻断人体对香烟的反应，并能增强身体的免疫力，海鱼更是补脑佳品。

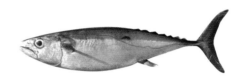

豆 芽

功效：无论黄豆、绿豆，贵在"发芽"。豆芽中所含的多种维生素能够消除身体内的致畸物质，并且能促进性激素的生成。

鲜果、鲜菜汁

功效：能解除体内堆积的毒素和废物，使血液呈碱性，把积累在细胞中的毒素溶解并由排泄系统排出体外。

×忌让丈夫食用瓜子

瓜子中含有抑制睾丸功能的成分，能引起睾丸萎缩，影响正常的生育功能，故准备当爸爸的男性不宜多食。

×忌让丈夫饮用奶茶

目前市售的珍珠奶茶多是用奶精、色素、香精和木薯粉（指奶茶中的珍珠）及水制成。而奶精的主要成分——氢化植物油是一种反式脂肪酸。反式脂肪酸会减少男性激素的分泌，对精子的活跃性产生负面影响，中断精子在身体内的发育过程。

×忌让丈夫饮用咖啡、可乐

咖啡、可乐含有咖啡因，会刺激人的交感神经。交感神经掌握人体日间的所有活动，它受到刺激，人就会精神振奋，活力倍增。而副交感神经专管人夜间的勃起等与性相关的活动，它与交感神经属于表与里的关系。当交感神经活动频繁时，相对较弱的副交感神经就会受到压抑，临床表现则为性欲减退。

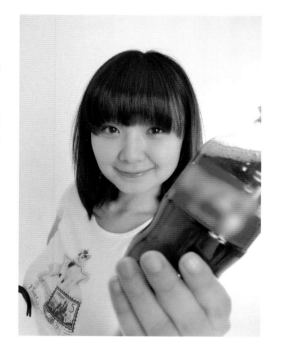

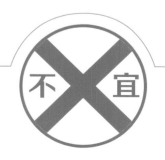

不宜

备孕生活起居细节宜忌

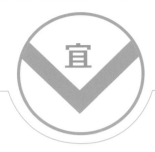

✔宜制造赏心悦目的生活环境

首先，居室应该整齐明亮、清洁干净、安静舒适、不拥挤、不黑暗、通风通气。其次，最好保持适宜的温度，即20~22℃。再次，最好保持一定的湿度，即50%的相对湿度。还有，居室中的一切物品设施要便于孕妈妈日常起居，消除不安全因素。最后，居室中要有良好的声像刺激，经常播放一些有益的胎教音乐，经常对胎宝宝说话，争吵和打骂是决不应有的。

✔宜受孕的季节

每年的7月上旬到9月上旬为最佳受孕季节。此时早孕反应正值秋季，避开了盛夏对食欲的影响，而且夏末秋初水果和蔬菜品种丰富、新鲜可口，此时可有计划地补充营养，调理饮食，为母子提供充足的营养。冬季大气中二氧化硫、总悬浮颗粒浓度最高，出生缺陷率约为0.78%；夏秋季浓度最低，出生缺陷率在0.5%~0.58%。7~8月份受孕，可使怀孕早期避开寒冷的冬季，第二年的初春当风疹、流感等病毒来临时，妊娠已达中期，胎儿已平安地度过了致畸的敏感期。春暖花开时，胎儿已渐趋成熟，宝宝正好在风和日丽、气候适宜的春末夏初时节出生，对宝宝的护理比较容易，洗澡不容易受凉，还能到室外呼吸新鲜空气，沐浴温暖的阳光。

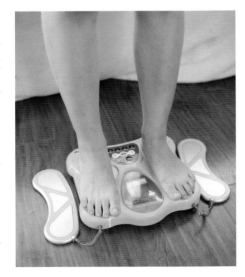

×忌忽视计算预产期

计算预产期非常重要，如果没有计算预产期或者忘记预产期，会直接影响孕妈妈产检的时间和容易忽视分娩前兆。

推算法

这个方法适合月经规律的女性。从末次月经开始向后计算40周，这段时间就是预产期。末次月经月份减3或加9（月份小于3时），天数加7。例如末次月经为2010年3月10日，月数加9，日数加7，预产期为2010年12月17日。用农历计算，则月份减3或加9，天数加15。若月经周期为25天，预产期为在原有天数上相应减5；若月经周期为40天，则预产期为在原有天数上加10天。

超声检查

月经不规律或者忘记末次月经的女性可以去医院咨询专业医师来计算预产期。一般医院可通过超声检查推算出预产期，医生做超声时测得胎头双顶径、头围及股骨长度即可估算出胎龄，并推算出预产期。（此方法大多作为医生超声检查诊断应用）

胎动日期计算

如果已经记不清末次月经日期，可以依据胎动日期来进行推算。一般胎动开始于怀孕后的18～20周。计算方法为：初产妇是胎动日加20周；经产妇是胎动日加22周。

×忌太过拘泥于排卵期受孕

虽然在排卵期同房受孕的概率会增大，但不要太拘泥于测算排卵期受孕。在月经彻底结束的时候就可以同房要宝宝了，因为精子可以在女性的体内存活2～3天，如果女性体内环境适宜，精子甚至能存活5天左右，这样就正好与女性的排卵期很好地结合了。太拘泥于排卵期受孕，只会让夫妻双方神经紧张，对受孕没有好处。顺其自然、放松心情受孕是最好的。

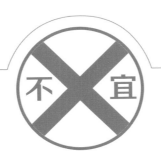

宜

☑宜给宠物注射疫苗后怀孕

有很多家庭喜欢饲养宠物，殊不知它们整日到处乱跑，不管是多么脏的垃圾，它们也会胡乱翻腾，可想而知它们的嘴巴、爪子、皮毛会经常沾满各种细菌、病毒、弓形虫等致病微生物。若人与动物吃住不分，很容易传染上疾病，对孕妈妈的危害则更大。宠物身上的病毒、弓形虫、细菌等感染孕妈妈后，可经血液循环到达胎盘，破坏胎盘的绒毛膜结构，造成母体与胎宝宝之间的物质交换障碍，使氧气及营养物质供应缺乏，胎宝宝的代谢产物不能及时经胎盘排泄，致胚胎死亡而发生流产。慢性缺氧可导致胎宝宝宫内发育迟缓或死胎。

除此以外，更为严重的是弓形虫可引起先天性心脏病、小头、脑腔积液、脊柱裂等多种胎宝宝畸形。如果孕妈妈一定要饲养小动物，那么丈夫要承担饲养责任，喂熟食或成品猫粮狗粮，不让它们在外捕食。怀孕前及妊娠期间的女性要尽量避免接触宠物及其粪便。

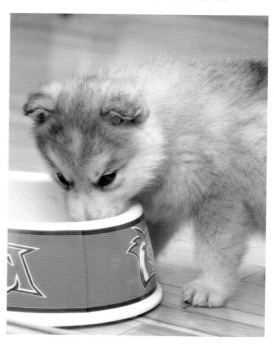

☑宜做弓形体检查

准备怀孕的时候，家里又养了宠物，那就要先做一个弓形体检查，避免流产。

♀ ✗ 忌孕前乱用药

备孕的女性用药一定要谨慎，无论是口服药还是外擦用药，最好全部停用。丈夫用药正确与否也直接影响到精子的生存质量，不正确用药甚至会导致精子的畸形。如果有计划怀孕，请提前半年停止服用避孕药，其他抗生素药也尽量不要服用。如果吃药了且意外怀孕了，就要去医院检查，检查胎宝宝是否健康。

抗生素类	如四环素类药，可致骨骼发育障碍，牙齿变黄，先天性白内障等。链霉素及卡那霉素，可致先天性耳聋，并损害肾脏；氯霉素可抑制骨髓造血功能，新生儿肺出血；红霉素能引起肝损害，磺胺（特别是长效磺胺）可导致新生儿黄疸
解热镇痛药	阿司匹林或非那西汀，可致骨骼畸形，神经系统或肾脏畸形
镇静药	甲丙氨酯可导致发育迟缓、先天性心脏病；地西泮片可造成发育迟缓；巴比妥可致指（趾）短小，鼻孔通联；氯丙嗪会造成视网膜病变
激　素	雌激素会造成上肢短缺（海豹样），女婴阴道腺病，男婴女性化、男婴尿道下裂；可的松可致无脑儿、唇腭裂、低体重畸形；甲状腺素可导致胎宝宝畸形
抗肿瘤药	环磷酰胺可导致四肢短缺、外耳缺损、腭裂；一硫嘌呤可导致脑腔积液、脑膜膨出、唇裂、腭裂

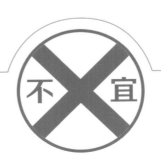

备孕相关知识宜忌

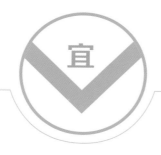

宜

✓宜怀孕前做好心理准备

决定生孩子是人生中的一件大事，这会给女性身体和日常生活带来很大影响，有时甚至难以承受。因此，怀孕前先有一个周全的考虑会给妊娠带来更好的开始。在孕育小生命之前，除了做好物质、生活准备外，心理上更应做好充分的准备，这种准备有时比其他准备更重要。

✓宜孕前了解相关的孕产知识

不管你是正在盼望着怀孕，还是始终抱着顺其自然的想法，或是对可能发生的事情感到困惑、担忧、恐惧，甚至在你还没来得及做任何基本准备时已经怀孕，即使这样，一旦怀孕成为事实，就要愉快地接受它。孕妈妈要清楚的是，怀孕、分娩不是疾病，而是一个正常的生理过程，天下绝大多数的女性都经历过、正在经历或将要经历这个阶段。一旦决定成为孕妈妈，就要以一种平和、自然的心境迎接怀孕和分娩的过程，从怀孕的那天起就意味着责任随之而来，这是作为一名女性最重要的时刻，以愉快、积极的心态对待孕期所发生的变化，坚信自己能够孕育一个代表未来的小生命，完成将他平安带到这个世界上的使命，就是孕妈妈需要做的心理准备。这可以帮助孕妈妈顺利度过孕期的每一阶段，并给未来宝宝的生长发育奠定坚实的基础。

✕ 忌身体疲惫时怀孕

现代生活是美好的，但现代生活的方式却降低了男性的精子质量。与以前相比，男性精子的质量已大大降低了。能引起疲劳的现代生活因素很多，需要克服这些因素：

对这些可引起疲劳的现代生活方式一定要有节制，特别是夫妇间处于生育阶段的尤其应该注意。如果旅行结婚第一天奔波到很远的地方下榻安歇，又如果夫妻参加新婚舞会后又去夜总会周旋了很久，如果正值结婚喜日，那么应酬完所有宾客，又被闹罢了洞房，直到深夜才得安寝，那么，当夜精子质量一定很低，此时有性生活并妊娠，对优生必有严重影响。因此，如果想优生，就必须对导致疲劳

的现代生活适可而止，有一定的活动就行了。

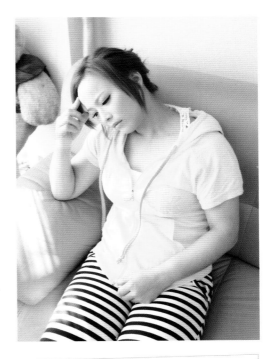

有以下活动的时候尽量不要怀孕：

1. 连续的夜班。

2. 频繁的性生活。

3. 沉迷于夜生活。

4. 喝太多酒。

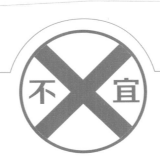

不 ✕ 宜

优生优育宜忌

√宜了解宝宝的性格由孕妈妈塑造

孕妈妈和胎宝宝是因为爱连接在一起的。因此，孕妈妈进行胎教的第一步是拥有一种对胎宝宝深厚的感情，从内心深处期盼胎宝宝诞生，并将这种期盼贯穿于怀孕的整个过程，这种深厚的爱才是使胎教获得最佳效果的基础条件。

只要孕妈妈随时随地保持一份好心情，将注意力集中在胎宝宝身上，那么孕妈妈说的每一句话，以及想教给胎宝宝的知识一定会被胎宝宝所接受。此外，不安和焦虑的情绪对于胎教也是不利的。

√宜了解心情好有利于优孕

身体方面

经观察发现，孕妈妈不同的感情变化会分泌出不同的化学物质，并随同血液经过脐带对胎宝宝产生重要作用，因此孕妈妈在妊娠期拥有健康的身体、保持愉快的情绪，才有利于胎宝宝的健康发育。

心理方面

孕妈妈情绪是否稳定，对胎宝宝的身心健康影响很大。如果孕妈妈在妊娠期间忧虑、焦躁、心情不好，那么宝宝小时候多半会很"难养"，不乖巧、容易哭闹、不好好吃东西、睡眠也不好，而且长大了也容易出现心理问题。

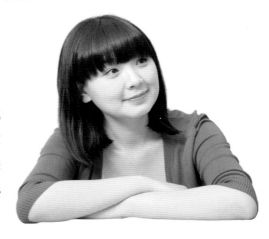

☒ 忌身体不健康怀孕

肝炎

乙型肝炎病毒携带者在妊娠期间不会受到乙型肝炎病毒的影响，但分娩或哺乳时很可能使新生儿受到感染，因此，在分娩后应立即给宝宝接种免疫球蛋白和疫苗，或舍弃母乳哺乳。对于慢性肝炎患者，如病情轻微，肝功能正常，病人年轻，体质又好，经过适当的治疗，可以妊娠。但在妊娠后应坚持高蛋白饮食并充分休息，加强孕期监护，必要时也需要住院观察。

心脏病

凡有呼吸困难、易疲劳、心慌、心悸症状的女性应检查心脏，确诊为心脏病的女性应在妊娠前进行治疗。

妊娠期女性全身的血容量比未孕期高，心脏负担也明显加重。而分娩是一种强体力劳动，心脏负担十分重，孕前心脏功能越差，孕后发生问题的概率就越大。心脏病严重的女性怀孕后，很有可能引起胎宝宝早产或死产，情况严重时甚至会造成孕妈妈死亡。因此，患严重心脏病的女性不宜怀孕。

在心脏病中，心脏瓣膜病、心内膜炎、心脏畸形等病，如果症状不严重，日常生活没有障碍，可以妊娠。但这类女性的妊娠危险高于健康女性，如果想怀孕的话一定要选择有心脏病专业医生的医院，做全面检查，认真评估心脏状况，有必要的应接受医生的生活指导。

贫血

在妊娠前如果发现患有贫血，首先要查明原因，确认是哪种原因引起的贫血，以便进行积极的调理。在饮食中摄取足够的铁元素和蛋白质，或服用铁剂，待贫血症状基本被治愈后方可怀孕。

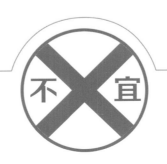

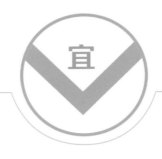

√宜了解女性最佳生育年龄

在24~29岁这一时期，女性身体发育完全成熟，卵子质量高，分娩危险小。若早于20岁怀孕生育，胎宝宝与发育中的母亲争夺营养，对母亲健康和胎宝宝发育都不好。超过29岁，遗传物质发生突变的机会随之增多，怀孕的概率会下降，而且容易患孕期并发症。

√宜了解男性最佳生育年龄

男性精子质量在27~35岁达到高峰，而且处于这个年龄段的男性智力成熟，生活经验比较丰富，会关心爱护妻子，有能力抚育好婴幼儿。男性过了35岁，体内的雄性激素也开始衰减，平均每过1年其睾丸激素的分泌量就下降1%。男性年龄过大，精子的基因突变率相应增高，精子的数量和质量都得不到保证，对胎宝宝的健康也会产生不利影响。

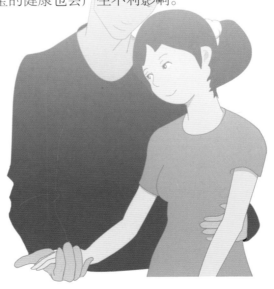

✕ 忌停止避孕药后马上怀孕

传统避孕药刚停用就怀孕不好，因为避孕药是激素类药物，激素含量较大，在服用期间对卵巢的分泌功能有一定的抑制作用。在刚停药的几次行经中，由于卵巢分泌性激素的水平尚未恢复到正常，会使子宫内膜有些变薄，子宫内膜是妊娠后胚胎发育的温床，子宫内膜条件不好，容易导致受精卵着床不牢而流产。因此刚停服避孕药应改用其他方法，如使用避孕套再避孕一段时间，一般以半年左右为佳。经过6个月的适应和调整，卵巢的功能和子宫内膜的周期变化都恢复正常，这时再怀孕就可以顺利着床，并生育出健康的小宝宝了。

✕ 忌剖宫产后3年内怀孕

有的孕产妇，曾有过剖宫生产史，这一类孕产妇应注意以下事项：

剖宫产术未超过1年的最好不要怀孕，因为术后时间长一些，其子宫的伤口愈合得好一些，发生破裂的危险性就小一些。

有剖宫产史的妇女，妊娠后不必精神紧张，并不一定第一次是剖宫产，第二次也必须是剖宫产。

产妇做剖宫产手术有各种原因，有的是固定不变的，有的孕妈妈剖宫产的原因只是因为当时妊娠出现异常。固定不变的原因是骨盆狭窄、子宫畸形等，在第二次妊娠时仍然存在，这就需要再次剖宫产。第一次剖宫产若是因为前置胎盘、胎盘早期剥离、巨大胎宝宝或宫缩无力等，第二次妊娠时已不一定存在了，而且一切检查均正常时，这次可以考虑从阴道分娩。但是需要在有经验的医护人员观察下分娩，防止子宫破裂的发生。

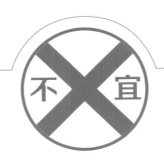

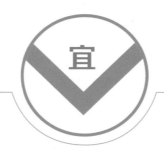

宜

√宜注意性生活频率

性生活处理不当，不但影响生活质量，严重者还可能导致不孕不育。夫妻性生活频率过高，就会导致精液量减少和精子密度降低，使精子活动率和生存率显著下降，如果精子没有发育成熟，与卵子相会的"后劲"就会大大减弱，受孕的概率自然降低。

对于能够产生特异性免疫反应的女性，如果频繁地接触丈夫的精液，容易激发体内产生抗精子抗体，使精子黏附堆积或行动受阻，必然不能和卵子结合，导致女性免疫性不孕。

但如果性生活次数过少，精子在体内滞留过久，会自然衰老、死亡，活动能力下降，而且异常精子数量增多，精子质量也下降，也不利于受孕。

√宜注意性生活卫生

不卫生的性生活不但会造成妻子感染，严重的还会引起不孕。男性外生殖器包皮中，常有分泌物积聚，细菌容易繁殖。当性生活时，容易将细菌带入妻子尿道和阴道并引起感染。因此每次性生活前后，要各自清洗一次，保持外生殖器的清洁。而且应该避免在妻子的经期发生性关系，以免造成致病细菌上行感染，输卵管发生炎症，或导致输卵管阻塞而不孕。特别是患病期间或外生殖器有炎症时，亦应避免性生活，以免传染和影响身体的恢复。

×忌在蜜月期怀孕

蜜月期亦不是最佳受孕时机。其原因如下：

1. 筹办婚事，双方均劳累伤神。操办婚礼、迎宾送客或是旅行结婚、长途跋涉，及饮食缺乏规律，均会使身体疲劳，若此时怀孕，胎宝宝大都不健康。

2. 新婚期间宾朋相聚，烟酒相陪。此时新郎因烟酒过度，所产生的精子多为畸形。据调查，新婚夫妇烟酒过量，可造成胎宝宝畸形或发育不良，还可出现早产、流产或胎死腹中及出生后的孩子智力低下等。

3. 新婚之际，性生活比较频繁，且双方精神紧张，难以达到性高潮，精子卵子质量不高。

另外，新婚期间男女双方对性生活不定期不适应，尤其是女性，雌激素的分泌不是很正常，这些因素都不利于优生。综上所述，新婚期间不宜急于怀孕，应采取避孕措施。待夫妻性生活协调，情绪稳定，精力充沛，在物质上、精神上及育儿知识方面都做好准备后，再选择有利时机怀孕也为时不晚。

×忌在春节期间怀孕

新春佳节之际，夫妻都整日劳碌，睡眠少，疲乏时多，若酒后同房，一旦受孕，胎宝宝畸形或智力低下者多，若女方也饮酒则更为严重。孕妈妈酗酒是胎宝宝先天性畸形、先天智力低下等缺陷的原因之一。畸形儿身材短小，体重不够标准，头围小，眼裂短，鼻梁低而短，内眼角有皱褶，鼻唇沟不明显，上唇狭窄，下巴偏小，上眼睑下垂，斜视，还多患先天性心脏病，并且反应迟钝，羞怯畏缩，呈白痴状态。

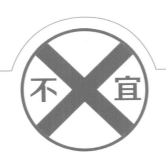

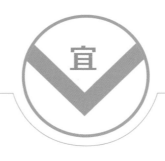

⚲√宜了解人工授精

在医学技术迅速发展的今天，因为不孕不育没法拥有宝宝的难题已经迎刃而解。试管婴儿技术、人工授精技术可以为不孕不育患者带来光明和希望。如果你的身体出现问题，千万不要丧失信心，先进的医学技术可以让你实现做母亲的愿望。

试管婴儿

试管婴儿即体外受精后进行培养，然后将胚胎移植到母体子宫中，是治疗绝对不孕症和部分相对不孕的最后办法。如果由于卵巢发育不良，早衰，子宫内膜异位症，输卵管闭塞、积液、粘连等，甚至由于部分免疫性不孕，女性体内存在抗精子抗体、宫颈异常，男性精液异常等原因不明导致的不孕，可考虑尝试使用体外受精和胚胎移植技术，从而拥有自己的宝宝。

人工授精

人工授精是用人工方法，将经过处理的精子注入女性生殖道内，使女性怀孕的一种方法。根据精液的来源不同，分为丈夫精液或供精者精液两种。

前者适用于男性性功能障碍、性生活后试验异常经治疗无效及子宫颈黏液内有抗精子抗体等；后者适用于男方无精子或男方携带有遗传病基因等症。

✘ 忌孕前吸烟

香烟中的尼古丁有致血管收缩的作用，女性子宫血管收缩和胎盘血管收缩不利于受精卵着床。女性吸烟与不孕症有很大关系。香烟在燃烧过程中所产生的苯并芘有致细胞突变的作用，对生殖细胞有损害，卵子和精子在遗传因子方面的突变，会导致胎宝宝畸形和智力低下。所以女性想怀孕，应在1年前停止吸烟为宜，并同时让丈夫也戒烟。香烟里的有害物质可以通过吸烟者的血液进入生殖系统，可使男子的精子发生变异，也就是染色体和遗传基因发生变异。

✘ 忌孕前饮酒

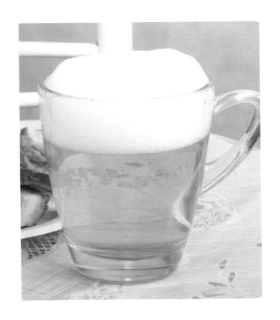

酒精是生殖细胞的毒害因子。酒精中毒的卵细胞仍可与精子结合而形成畸形胎宝宝。要想避免此种情况，应等这种中毒的卵细胞排出后，新的健康的卵细胞成熟，再考虑受孕。酒精代谢物一般在戒酒后2~3天即可排泄出去，但一个卵细胞的成熟至少要14天以上。因此，可安排在戒酒后3~4周怀孕。如果是酗酒者，最少应完全戒酒两个月以上方可考虑要孩子。

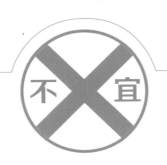

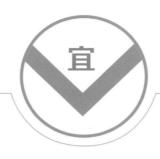

💡√宜了解父母的血型与胎宝宝的健康

如果母子血型不合，可使母体产生抗体，致使胎宝宝或新生儿发生溶血症。女性和丈夫在孕前检测血型，不但可以推出宝宝可能是什么血型，还可以避免发生ABO溶血症，这也是检测血型的目的。

ABO溶血症即母婴血型不合溶血病中最常见的一种，主要发生在妈妈是O型血，胎宝宝是A型或B型，其他血型极少见。

ABO溶血症的症状有一部分新生儿可能发生黄疸，一般医院都在新生儿出生24小时之内监测是否出现黄疸，如果新生儿在24小时之内就出现黄疸，妈妈和宝宝一定要验血型，如果不及时验血型确定是否是ABO溶血症，错过最佳治疗的时间，容易导致宝宝运动及智力障碍等后遗症发生。

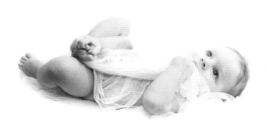

做好婚前检查，看看男女双方的血型合不合，如果血型不合，建议不要怀孕，否则会影响宝宝的身体健康。如果新生儿黄疸严重，也要验一下妈妈和宝宝是什么血型，如果溶血就要积极配合治疗。

❌忌忽视怀孕征兆

在女性怀疑自己是否怀孕时，孕妈妈的身体会自动验证。看看我们的身体是如何告诉自己已经怀孕了，这些早期的征兆因人而异。

月经没来

这是最明显的征兆，但有些与怀孕无关的原因也会导致月经不规律，比如紧张、疾病、体重较大的波动。

疲倦

不再有足够的精力应付习以为常的活动。典型的表现就是下班后或在上班的时候最想做的事就是睡觉或特别想午睡。

情绪不稳

怀孕早期大量的孕激素使孕妈妈的情绪变化大，有时甚至会情不自禁地流泪。

盆腔和腹腔不适

下腹到盆腔都感到不舒服，但如果只是一侧剧痛，就必须在产检时请医生仔细检查。腹部可能会出现微胀不舒服感。

阴道微量出血

受精卵着床时会造成轻微出血，多数女性常常会误以为是月经来了。

恶心和呕吐

恶心、呕吐可能会被误以为是感冒，有的人在怀孕3周后就感到恶心，大多数人会在怀孕5～6周时才感到恶心。这种现象被称为"早孕反应"，在一天的任何时间都可发生，有的是轻微作呕，有的是一整天都会干呕或呕吐。早孕反应会在怀孕14～16周后自行消失。

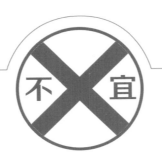

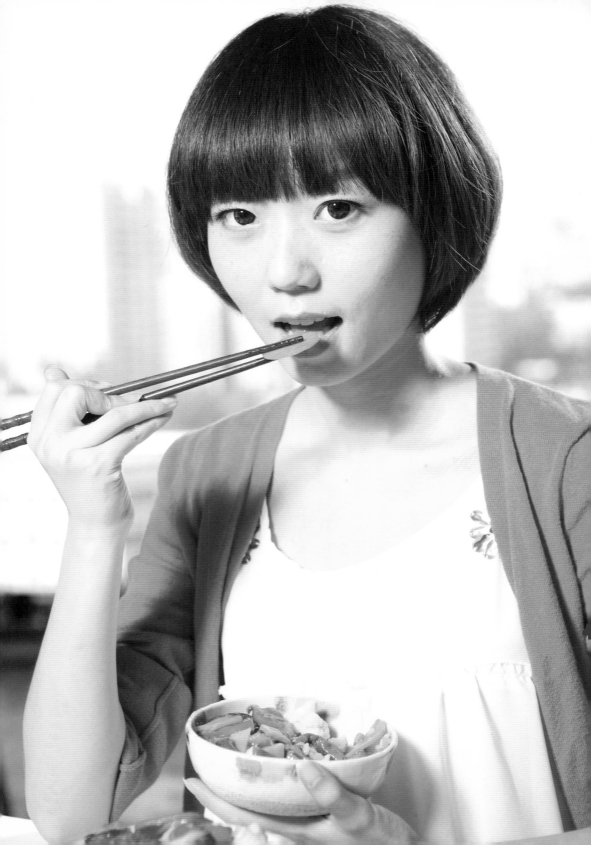

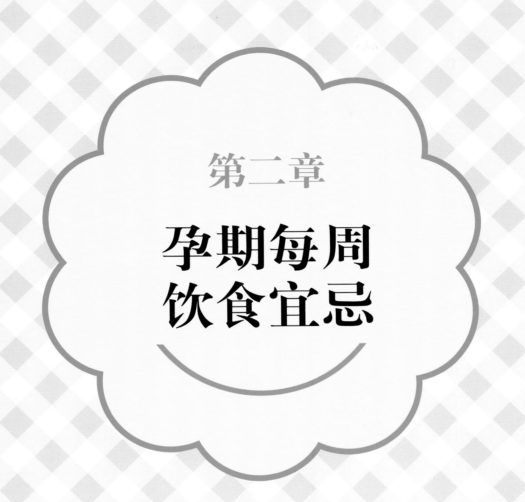

第二章

孕期每周
饮食宜忌

孕 1 周：受精阶段

孕妈妈与胎宝宝的变化

母体变化

　　这个时期孕妈妈的身体还没有变化，记得每天要吃叶酸。

胎宝宝变化

　　宝宝的性别由构成基因的46条染色体中的2条来决定，精子和卵子各带1条。

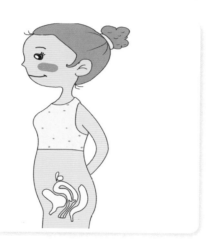

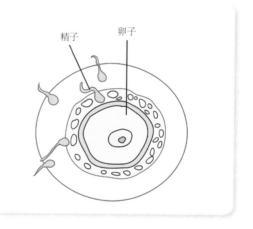

精子　　卵子

饮食宜忌

 叶酸

 偏食

摄入足够的叶酸才能满足神经系统发育的需要，而且要在怀孕后的前3个月敏感期中坚持服用才能起到最好的预防效果，猪肝、小白菜等食物中富含丰富的叶酸。

怀孕期间，孕妈妈的饮食非常重要，若孕妈妈仍旧偏食，就易造成营养不良，导致贫血、骨质软化症等疾病的发生。

🐷 红烧猪肝

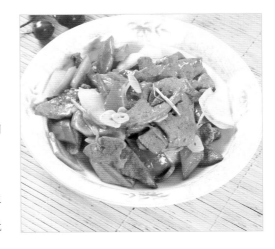

材料

猪肝500克，青椒、红椒各1个，洋葱25克，葱丝、姜丝、蒜片、盐、白糖、胡椒粉、米醋、水淀粉、香油各少许，鲜汤3大匙，植物油适量。

做法

1. 青椒、红椒切成菱形小片；洋葱切成小片；猪肝剔筋膜，洗净，切片，放入大碗中。

2. 碗中加入盐、香油拌匀，再加入少许水淀粉抓匀；锅中加油，放入猪肝片滑散捞出；锅留底油烧至八成热，下入葱丝、姜丝、蒜片炝锅。

3. 锅中放入洋葱片、青椒片、红椒片炒香，添鲜汤烧沸，加入盐、白糖、米醋调匀，再放入猪肝片，撒入胡椒粉，用水淀粉勾薄芡，淋入香油即可。

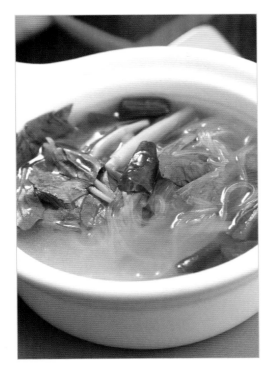

🐷 小白菜粉丝汤

材料

小白菜1棵，粉丝50克，姜末10克，葱花5克，盐2小匙，酱油1/2小匙，香油1小匙，植物油1大匙。

做法

1. 小白菜切段；粉丝用温水泡软，沥去水分。

2. 锅置火上，加入植物油，先下入葱花炒出香味，再放入小白菜段、姜末和酱油翻炒均匀；加入适量清水，放入粉丝煮至熟软，加入盐调味，淋入香油即可。

孕②周：着床阶段

 孕妈妈与胎宝宝的变化

母体变化

这个时期刚刚进入孕期，孕妈妈的身体还没有改变，不要忘记吃叶酸和复合维生素。

胎宝宝变化

这个时候"胎宝宝"还没有产生呢，"爸爸妈妈"要努力噢。

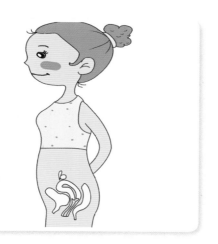

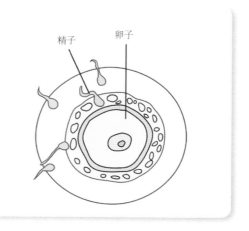

精子　　卵子

 饮食宜忌

宜 菜花	忌 冷饮
菜花富含维生素K、蛋白质、脂肪、糖类、维生素A、维生素C、B族维生素及钙、磷、铁等营养素。孕妈妈产前经常吃些菜花，可预防产后出血及增加母乳中维生素K的含量。	孕妈妈多吃冷饮能引起食欲缺乏、消化不良、腹泻，甚至引起胃部痉挛，出现剧烈腹痛现象。

豆角菜花汤

材料

菜花200克，豆角100克，胡萝卜80克，精盐、胡椒粉各适量，味精少许，清汤1500克，植物油2大匙。

做法

1. 将胡萝卜去皮、洗净，切片；菜花洗净，切小朵；豆角去老筋、洗净，斜切细丝备用。

2. 净锅置火上，加入植物油烧热，下入胡萝卜片、豆角丝、菜花煸炒至断生，再倒入清汤，加入精盐、胡椒粉、味精煮至入味即可。

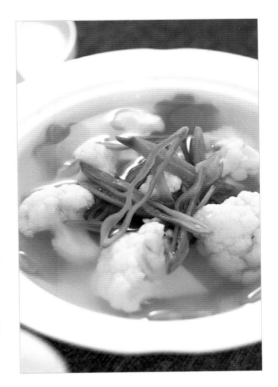

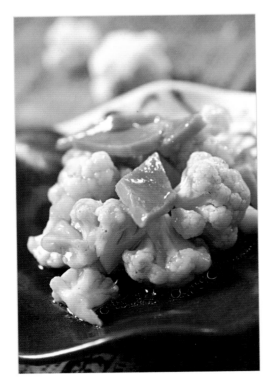

菜花烧火腿

材料

菜花300克，熟火腿片50克，葱花、姜末各5克，精盐、花椒水各1/2小匙，味精少许，料酒1小匙，鸡汤75克，水淀粉2小匙，熟猪油2大匙。

做法

1. 将菜花掰成小块，洗净，放入沸水锅中焯透，捞出沥水。

2. 锅中加油烧热，下入葱花、姜末炒香，添入鸡汤，放入火腿片、菜花、精盐、味精、料酒、花椒水烧5分钟，用水淀粉勾芡即可。

孕 ③ 周：受精卵进行细胞分裂

 孕妈妈与胎宝宝的变化

母体变化

本周受精卵已经开始缓慢地进入子宫，并进行细胞分裂。

胎宝宝变化

怀孕仅仅7天时间里，一个单细胞就发展成了具有数百个细胞团，用显微镜观察可以看到。

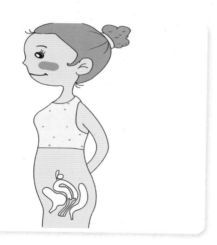

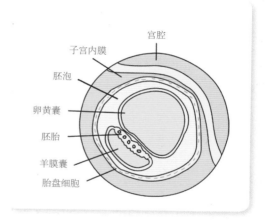

子宫内膜
宫腔
胚泡
卵黄囊
胚胎
羊膜囊
胎盘细胞

 饮食宜忌

宜 牛奶 ✔

营养专家提醒孕妈妈不要忘记喝牛奶。因为牛奶对孕妈妈的身体健康和胎宝宝的生长发育都有好处。建议孕妈妈每天喝一杯牛奶。

忌 可乐 ✘

孕妈妈不要喝可乐等含有咖啡因的饮品。可乐中含有碳酸，进入肠道后易与孕妈妈体内的铁元素发生反应，使铁元素流失，从而造成缺铁性贫血，影响胎宝宝正常发育。

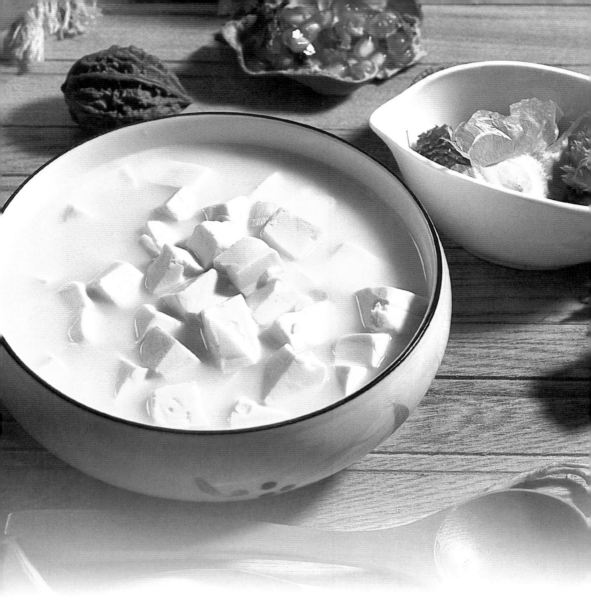

牛奶炖豆腐

材料

豆腐1块，牛奶500克，精盐、味精各1/3小匙，植物油1/2大匙。

做法

1.将豆腐洗净，切成2厘米见方的块，再放入沸水中焯透，捞出沥干备用。

2.坐锅点火，加油烧热，先添入适量清水，再加入精盐调匀，然后放入豆腐块烧沸，再撇去表面浮沫，加入牛奶、味精，转小火炖至入味出锅装碗即可。

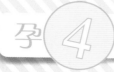

孕4周：胚泡开始发育成胚

孕妈妈与胎宝宝的变化

母体变化

本周月经准的女性会发现已经怀孕了。胚胎也发生了一些变化，胚泡开始发育成胚。

胎宝宝变化

胚泡开始发育成胚，并分化为外胚叶、中胚叶及内胚叶。这些胚叶最后形成不同的身体器官。

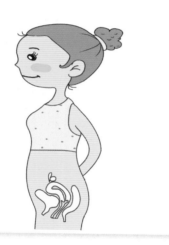

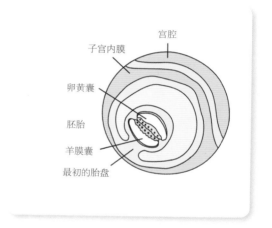

宫腔

子宫内膜

卵黄囊

胚胎

羊膜囊

最初的胎盘

饮食宜忌

 宜   **饮食清淡** ✔

孕妈妈在这一阶段应多进食，膳食以清淡容易消化吸收力宜，少吃油腻食物，吃饭时少喝饮料和汤，避免各种有害刺激，不吸烟，不喝含酒精和咖啡因的饮料等。

 薏米 ✘   忌

薏米是一种药食同源之物，其质滑利。薏米对子宫平滑肌有兴奋作用，会促使子宫收缩，因而有诱发流产的可能。

白菜炒三丝

材料

白菜300克，粉丝150克，胡萝卜100克，香菜段1、葱丝各15克，姜丝5克，盐1小匙，胡椒粉1/2小匙，植物油4小匙。

做法

1. 白菜切丝，粉丝泡软，切段，胡萝卜丝放入沸水锅中焯烫一下，捞出沥水。
2. 植物油烧热，下入葱丝、姜丝炒香，再放入白菜丝煸炒，然后放入胡萝卜丝、粉丝、香菜段炒匀，加入盐、胡椒粉即可。

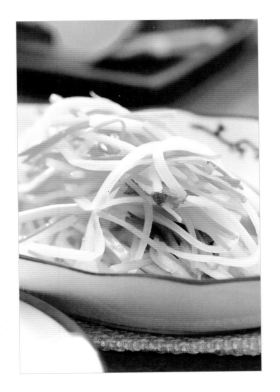

荸荠虾仁

材料

鲜虾仁200克，荸荠100克，一个鸡蛋的蛋清，盐、香油各1小匙，水淀粉2小匙，植物油500克。

做法

1. 鲜虾仁切成方粒，加入少许盐、蛋清、水淀粉拌匀上浆，静置10分钟；荸荠切成小方丁，放入锅中焯，捞出凉凉。
2. 锅中加入植物油烧至四成热，再下入虾仁粒滑散至熟，捞出凉凉，放入盆中，然后加荸荠粒、盐、香油拌匀即可。

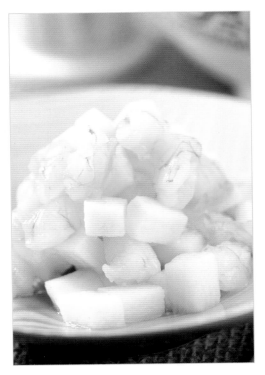

孕 5 周：胚胎的神经管形成

🍼 孕妈妈与胎宝宝的变化

母体变化

月经没有按时来，可以买早孕试纸，测一测自己是否怀孕。有些敏感的女性会出现类似感冒的症状。

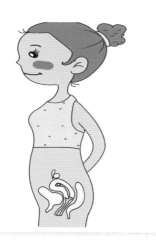

胎宝宝变化

现在的胚胎已经头尾可辨，下方沿着背部的一条斑纹状结构弯曲起来形成一条沟，随后合并起来形成管，即神经管。

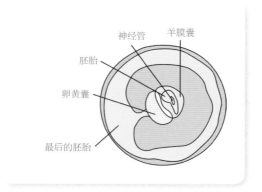

神经管　羊膜囊
胚胎
卵黄囊
最后的胚胎

🍼 饮食宜忌

 宜

多喝水

孕早期妈妈都有口渴的现象，一天水分的摄取量约8大杯为宜（1杯约250毫升），尽量饮用白开水，避免饮用各种咖啡、饮料、果汁等饮品。

过咸、过酸

过度摄入食盐易导致血压升高，引起妊娠高血压综合征，建议每天食盐摄入量应控制在6克以内。

 忌

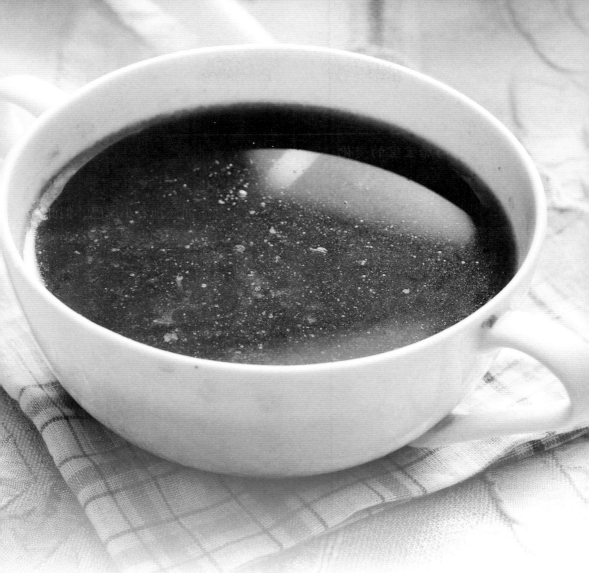

红豆沙饮品

材料

红豆160克，鲜奶1杯，果糖1大匙，冰半杯。

做法

1. 将红豆洗净，放入锅中，加入没过红豆1厘米高的清水，用大火煮开，加盖熄火，焖约1小时，再开火煮滚红豆汤，然后转小火煮5分钟。

2. 锅中加入果糖煮至溶化，熄火晾凉，制成蜜红豆，放入冰箱冷藏备用。

3. 饮用前将做好的蜜红豆取出，与鲜奶、冰一起放入果汁机中打匀，倒入杯中即可饮用。

孕 6 周：胚胎开始逐渐呈现雏形

孕妈妈与胎宝宝的变化

母体变化

这个时期，由于激素刺激乳腺，会感到乳房胀痛，乳头突出会更加明显，还会出现乳晕加深的情况。

胎宝宝变化

虽然后面还拖着小尾巴，但此时四肢已开始像植物发芽一样长出来，能看到明显的凸起。

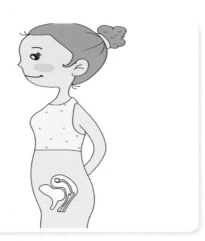

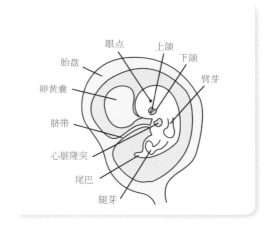

眼点　上颌　下颌
胎盘
卵黄囊
臂芽
脐带
心脏隆突
尾巴
腿芽

饮食宜忌

宜 多喝水 ✔

孕早期妈妈都有口渴的现象，一天水分的摄取量约8大杯力宜（1杯约250毫升），尽量饮用白开水，避免饮用各种咖啡、饮料、果汁等饮品。

忌 螃蟹 ✘

虽然目前医学界对于吃螃蟹会引发流产仍存在争议，不过力了保险起见，怀孕早期，孕妈妈还是不要吃螃蟹。前3个月胎宝宝不稳定，还是小心谨慎力好。

蛋奶苹果汁

材料

鸡蛋1个，牛奶100克，苹果、红橘各2个，胡萝卜1根，蜂蜜2大匙。

做法

1. 将胡萝卜、苹果、红橘洗净，苹果去核，与胡萝卜切成小片，然后与橘皮、橘瓣一起放入果汁机内，再加入牛奶、鸡蛋、冷开水100克搅拌成汁。

2. 将蜂蜜放入杯内，倒入一些果菜汁搅溶、搅开，再倒入全部果菜汁调匀后即可饮之。

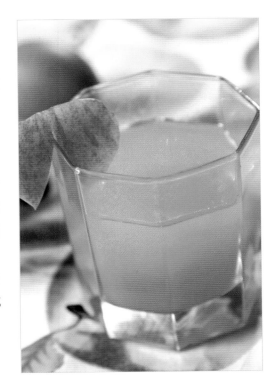

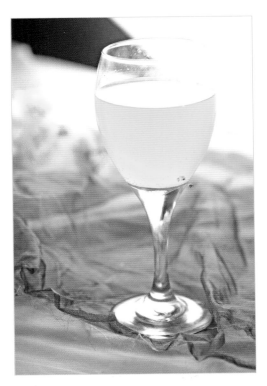

香橙苹果汁

材料

苹果1个，橙子3个，蜂蜜40克，矿泉水80克，冰块适量。

做法

1. 将苹果洗净，去皮及核，切成小块；橙子去皮及膜，取橙肉备用。

2. 将橙肉、苹果、蜂蜜、矿泉水一同放入果汁机中搅打成汁。

3. 将果汁倒入杯中，再加入冰块拌匀即可。

孕 **7** 周：心脏形成

孕妈妈与胎宝宝的变化

母体变化

这个时候孕妈妈可能会有肚子痛、情绪波动等现象，这都属于正常，孕妈妈不要因此大惊小怪。

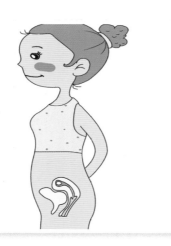

胎宝宝变化

胎宝宝的身体也发生了变化，头部将移动到脊椎上面，而且尾巴也逐渐缩短。手臂和腿部明显变长、变宽，所以容易区分手臂和腿部，还能分辨出手和肩膀。

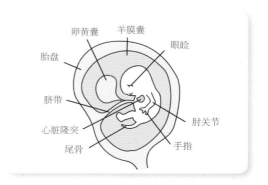

饮食宜忌

 宜

增加食欲的食物 ✔

孕妈妈可以选择外形吸引感官的、口感清爽、富有营养的食物，如橙子、苹果、彩色柿子椒、鲜香菇、新鲜平菇等，它们色彩鲜艳，营养丰富，可增加食欲。

 油条 ✘ **忌**

油条的制作会加入明矾，而明矾正是一种含铝的无机物。这些明矾所含的铝通过胎盘，侵入胎宝宝的大脑，有可能使其形成大脑障碍，增加痴呆儿的概率。

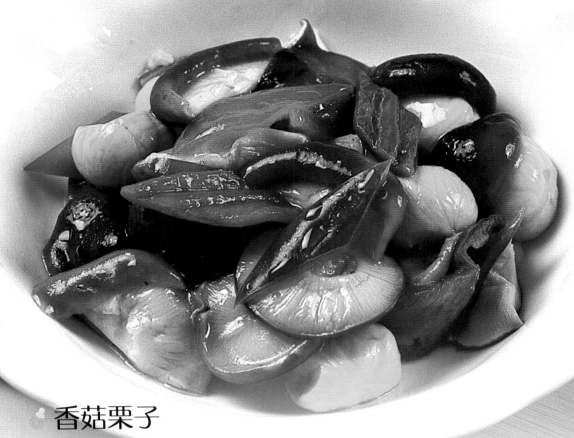

香菇栗子

材料

香菇200克，栗子200克，红、青椒丝各适量，葱花、姜末、蒜末各5克，精盐1小匙，味精1/2小匙，蚝油1大匙，植物油2大匙。

做法

1.香菇用清水浸泡涨发，洗净，切成块。

2.栗子蒸熟，去皮，取肉，切成两瓣。

3.香菇、栗子分别用沸水略焯一下，捞出。

4.锅中加入植物油烧热，放入葱花、姜末、蒜末爆香，再放入香菇、栗子略炒。

5.然后放入红、青椒，加入精盐、味精、蚝油翻炒均匀至入味，出锅装盘即可。

孕 8 周：手臂和腿部开始细分

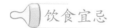 孕妈妈与胎宝宝的变化

母体变化

这个时候，多数孕妈妈会出现恶心呕吐的情况，并有疲劳感，总是有些困倦，新陈代谢率也有所增高。

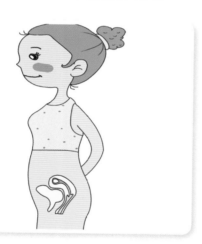

胎宝宝变化

此时已经完全可以区分手臂和腿，而且长度也有很大变化，手指和脚趾也成形了。胎宝宝的皮肤薄而透明，能清晰地看到血管。

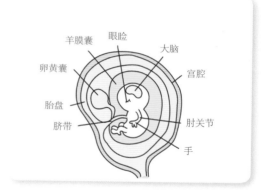

羊膜囊　眼睑　大脑　宫腔　卵黄囊　胎盘　脐带　肘关节　手

 饮食宜忌

宜	忌
核桃	**生吃胡萝卜**
核桃的营养价值很高，含有大量的维生素F、亚麻酸等，对大脑神经细胞有益，孕妈妈每天吃2~4个核桃即可，不爱吃核桃的孕妈妈可以研碎煮粥吃。	胡萝卜素是脂溶性物质，只有溶解在油脂中，才能在人体小肠黏膜作用下转变为维生素A，被人体吸收。因此，食用胡萝卜，最好切块用食用油烹调、与肉同炖或隔水蒸熟。

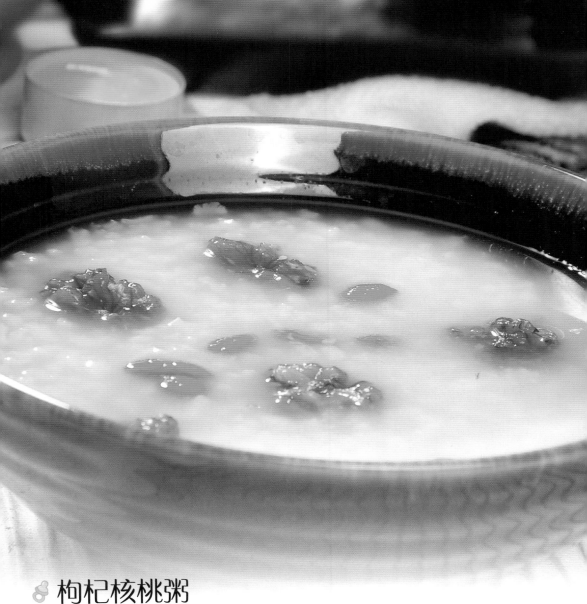

枸杞核桃粥

材料

枸杞20克，核桃仁20克，粳米100克，冰糖7小匙。

做法

1. 将枸杞洗净，去杂质；核桃仁洗净；粳米淘洗干净。把粳米、核桃仁放入锅内，加清水1000克。

2. 把锅置旺火上烧沸，再用小火煮45分钟。

3. 在锅中加入冰糖，再稍煮2～3分钟即可。

孕妈妈与胎宝宝的变化

母体变化

随着子宫的增长，孕妈妈会感觉到整个身体都在发生变化。下腹部和肋部开始出现疼痛，双腿麻木，同时又紧绷得发痛，腰部也会逐渐酸痛。

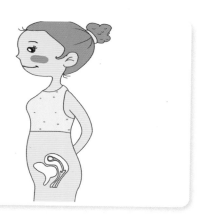

胎宝宝变化

胎宝宝的尾巴开始消失，背部挺直。手臂逐渐变长，同时形成了手臂关节，所以可以随意弯曲，而且形成了手指和指纹。腿部开始区分为大腿、小腿和脚，同时形成脚趾。

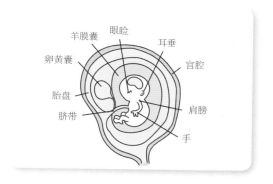

饮食宜忌

 补充维生素B₁ ✔

如果饿肚子会有胃酸的感觉，而且每天特别累，只想躺着，所以吃含有维生素B₁的食物可以减少疲劳感。含维生素B₁的食物：葵花籽仁、花生、瘦猪肉、小米、玉米、大米等。

 生鱼片 ✘

孕妈妈最好是少食或者不食用像生鱼片之类的鱼、肉类食品。因为这类食品所含的营养不易吸收，且未经过烹饪，细菌也不易被杀死，对胎宝宝和孕妈妈都不利。

红焖排骨面

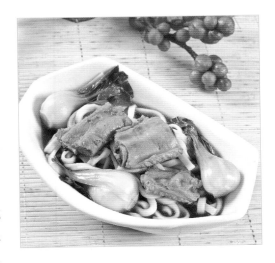

面条500克，猪排骨200克，油菜75克，葱段、姜片、蒜片、八角、白糖各适量，盐1小匙，酱油1大匙，植物油2大匙。

做法

1. 油菜洗净，捞出沥水，在根部剞上十字花刀；放入加有少许植物油的沸水中略焯，捞出过凉、沥水。

2. 猪排骨洗净，切条，锅中加入排骨焯烫，锅中加油烧至八成热，下入葱段、姜片、蒜片、八角炝锅。

3. 锅中放入排骨煸炒，加酱油、盐、白糖，倒入清水烧沸，收汁，加入面条煮熟即可。

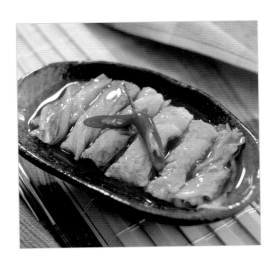

菜卷小米饭

材料

熟小米饭400克，白菜叶10张，茄子250克，洋葱末50克，精盐、胡椒粉、番茄酱、蒜茸、水淀粉各1/2小匙，植物油4小匙。

做法

1. 茄子洗净、去皮，切小丁；白菜叶用沸水焯烫。

2. 锅中加油烧热，下洋葱末炒香，下茄子丁炒至软，加入精盐、胡椒粉、蒜蓉炒匀，盛出装盘，再倒入熟小米饭，加入适量精盐、胡椒粉拌匀。

3. 小米饭、茄泥放在菜叶上卷好，上屉蒸15分钟，锅中加油烧热，下番茄酱炒香，加入清水、精盐、胡椒粉，用水淀粉勾芡，淋在小米菜卷上即可。

孕 10 周：全面进入胎宝宝期

孕妈妈与胎宝宝的变化

母体变化

乳房进一步肿胀，腰围也增大了。孕妈妈可能会发现在腹部有一条深色的妊娠线。

胎宝宝变化

胎宝宝会不断进行细胞分裂，逐渐拥有人的形状。此时，胎宝宝生殖器官开始形成。

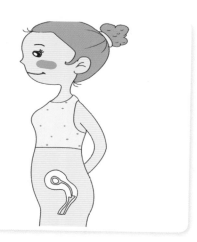

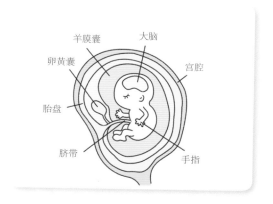

羊膜囊　大脑　卵黄囊　宫腔　胎盘　脐带　手指

饮食宜忌

宜　缓解孕吐的食物

孕妈妈这个时候孕吐加重了，吃些缓解孕吐的食物：姜片、橘皮泡水、冬瓜、萝卜。

辛辣的食物　忌

辛辣刺激性食物经消化吸收后，可从胎盘进入胎宝宝的血液循环中，妨碍胎宝宝的生长发育，或直接损害某些器官，如肺、支气管等，从而导致胎宝宝畸形或者患病。

冬瓜排骨汤

材料

冬瓜600克，猪排骨500克，赤小豆60克，陈皮1小块，盐适量。

做法

1. 猪排骨洗净，剁成小段，放入清水锅中烧沸，焯烫5分钟，捞出洗净。

2. 冬瓜去籽洗净，带皮切成厚块；赤小豆、陈皮分别洗净，用清水浸软。

3. 煲锅置火上，加入适量清水烧沸，再放入冬瓜块、排骨段、赤小豆、陈皮煮开。转小火煲

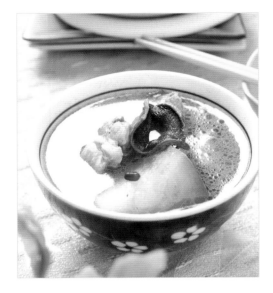

约2小时，再加入盐调味，出锅装碗即可。

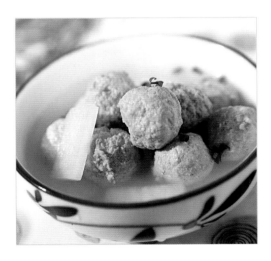

萝卜煮肉丸

材料

萝卜400克，猪肉馅150克，鸡蛋1/2个，葱末、姜末、姜块各5克，精盐、白糖各1小匙，鸡精1/2小匙，料酒、酱油各1大匙，淀粉适量，清汤400克，植物油2大匙。

做法

1. 猪肉馅加入葱末、姜末、适量酱油、精盐、料酒、清汤、淀粉、鸡精调拌均匀，挤成小肉丸；萝卜去皮，切成小片。

2. 锅中加油烧热，下入葱末、姜块炒香，放入萝卜片煸炒，加入调料、清汤、肉丸烧煮至熟，撇去浮沫，用水淀粉勾芡，淋入明油即可。

孕11周：身体迅速成长

 孕妈妈与胎宝宝的变化

母体变化

    身体的外形逐渐出现变化，还能感觉到子宫的增大，大多数孕妈妈会出现便秘，同时阴道分泌物增加。

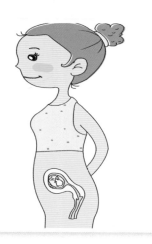

胎宝宝变化

    此时的胎宝宝从脊髓伸展的脊椎神经特别发达，能清晰地看到脊柱轮廓，而且头部占全身长度的一半左右。脸部还能区分出眼睛。

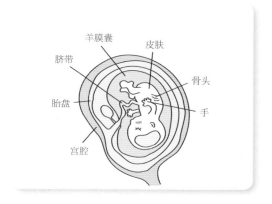

饮食宜忌

 宜   大枣 ✔

    大枣的营养价值很高。因力它不仅自身含有丰富的维生素C，还能给孕妈妈补充铁，是很好的孕期零食。

 忌   浓茶 ✘

    茶叶中含有大量的鞣酸，它可以和食物中的铁元素结合成一种不能被机体吸收的复合物。如果孕妈妈过多地喝茶，就有导致贫血的可能。

枣莲炖鸡蛋

鸡蛋2个，红枣、莲子各20克，白糖适量。

做法

1.莲子用温水浸软，去心；红枣去核洗净；鸡蛋煮熟，去壳待用。

2.将所有材料放入炖盅内，加入适量沸水、白糖。

3.将炖盅放入锅内，加盖用中火炖1小时即可。

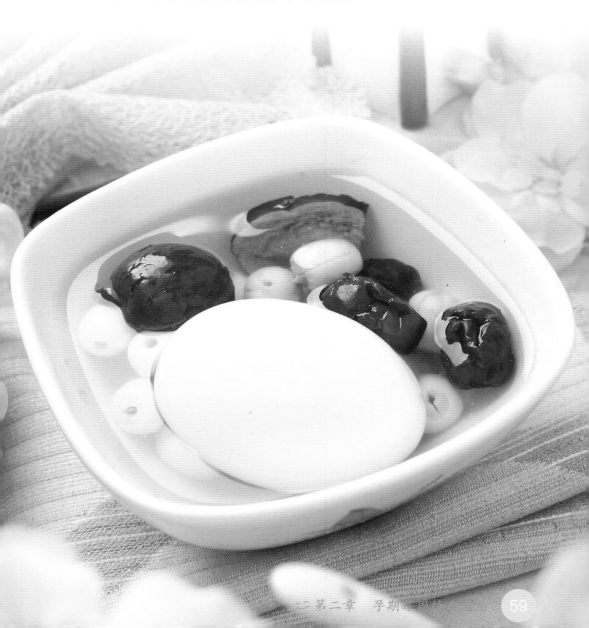

孕12周：身体长大2倍左右

孕妈妈与胎宝宝的变化

母体变化

随着子宫上移到腹部，膀胱的压迫会减轻，但是支撑子宫的韧带会收缩，因此容易导致腰痛。

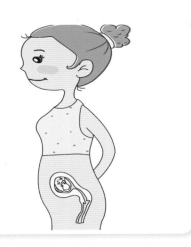

胎宝宝变化

胎宝宝的身体会长大2倍左右，其脸部结构已基本形成。胎宝宝的肌肉已非常发达，可以在羊水中自由地活动。手指和脚趾开始分叉。

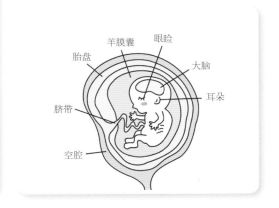

羊膜囊　眼睑
胎盘
大脑
耳朵
脐带
空腔

饮食宜忌

 宜　奶酪 ✔

奶酪是牛奶"浓缩"成的精华，含有丰富的蛋白质、B族维生素、钙和多种有利于孕妈妈吸收的营养成分，在吃面包的时候可以加一片奶酪吗，营养又美味。

忌　咖啡 ✘

咖啡所含的咖啡因成分对孕妈妈会产生刺激，会使心跳加快，血压升高。摄取太多咖啡因会影响胎宝宝大脑、心脏和肝脏等重要器官的发育。

火腿奶酪猪排

材料

猪里脊肉350克，火腿100克，奶酪、面包糠各75克，鸡蛋2个，精盐1小匙，鸡精、胡椒粉各1/2小匙，面粉2大匙，植物油1000克(约耗60克)。

做法

1. 将猪里脊肉洗净，切成夹刀片，排剁几下，加入精盐、鸡精、胡椒粉稍腌；鸡蛋磕入碗中打散。
2. 将奶酪、火腿切成片，夹入猪排中，粘匀面粉，拖上鸡蛋液，裹匀面包糠成猪排生坯。

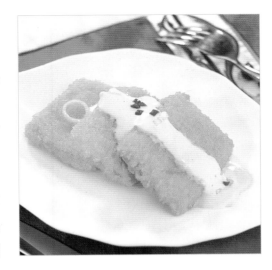

3. 锅置火上，加入植物油烧至六成热，下入猪排生坯炸至金黄色，捞出沥油即可。

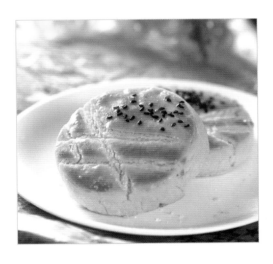

奶酪包

材料

低筋面粉150克，鸡蛋液125克，奶酪50克，黑芝麻15克，泡打粉5克，白糖、牛油各100克，牛奶5大匙，植物油少许。

做法

1. 将牛油、白糖放入搅拌器中搅至发白，再加入鸡蛋液搅匀，然后放入低筋面粉、泡打粉、奶酪、牛奶搅拌均匀，揉搓成较软的面团。
2. 烤盘内刷上植物油，放入面团压成片，再刷上少许鸡蛋液，撒上黑芝麻，然后放入烤箱中，用180℃烘烤15分钟即可。

孕 13 周：具备较完整的脸部形态

孕妈妈与胎宝宝的变化

母体变化

进入孕13周，腹部虽没有明显的变化，但是臀部、腰部和大腿上已经有明显的赘肉。

胎宝宝变化

此时的胎宝宝具备完整的脸部形态了，鼻子完全成形，并能支撑头部运动。如果触摸到胎宝宝的手，胎宝宝的手就会握拳，碰到双脚，脚就能缩回去。

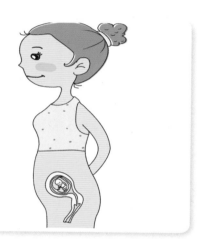

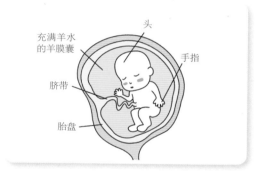

充满羊水的羊膜囊
头
手指
脐带
胎盘

饮食宜忌

苹果

苹果不但酸甜可口，而且有构成胎宝宝骨骼及牙齿所必需的成分，还能防治孕妈妈骨质软化症。苹果的香气还可缓解抑郁情绪。

马齿苋

马齿苋既是药物，也是蔬菜，其寒凉而滑利，对子宫有明显的兴奋作用，大量食用会引起子宫收缩频率、强度增大，造成流产。

苹果沙拉

材料

苹果400克，黄瓜200克，胡椒粉3/5小匙，柠檬汁4小匙，奶油80克，精盐2小匙，白糖2小匙。

做法

1. 苹果去皮、核后切成小丁，黄瓜去皮、籽切成小丁，放入盐水中浸泡10分钟。
2. 将精盐、奶油、柠檬汁、白糖和胡椒粉调匀成汁，备用。
3. 苹果丁、黄瓜丁取出沥干，放入调好的汁中搅匀即可。

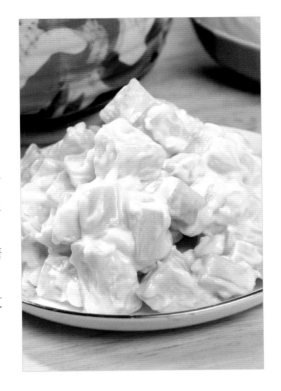

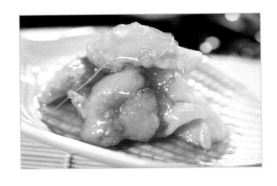

拔丝苹果

材料

苹果250克，面粉10克，淀粉50克，鸡蛋1枚，植物油1000克(约耗35克)，白糖120克。

做法

1. 将苹果去皮、去核后切成滚刀块。
2. 将苹果块在面粉中滚一下，放在用鸡蛋、淀粉和少量清水调制的糊中挂匀。
3. 热锅，注油，烧至六七成热，将挂好糊的苹果块放入油中炸，炸呈金黄色后捞出，放漏勺中沥油。
4. 原勺留少许底油，加入适量白糖和水，糖经炒制加热，由冒大泡变为冒小泡，至快没泡时，糖汁呈浅黄色，立即放入炸好的苹果块，离火颠翻均匀，使糖浆在苹果块上裹匀，出勺装盘。上桌时带凉水碗。

孕 14 周：可以区分胎宝宝性别

孕妈妈与胎宝宝的变化

母体变化

由于孕激素水平的升高，小肠的平滑肌运动减慢，使孕妈妈遭受便秘的痛苦。

胎宝宝变化

胎宝宝的脸部继续发育，逐渐形成面颊和鼻梁，耳朵和眼睛已经归位。胎宝宝的皮肤上开始长出螺旋形汗毛。

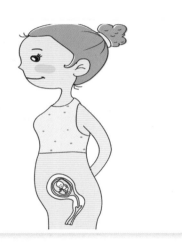

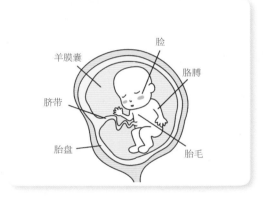

羊膜囊
脸
胳膊
脐带
胎盘
胎毛

饮食宜忌

 宜 全麦面包

 桂圆 忌

全麦面包能够增加体内的膳食纤维，还能补充更全面的营养，有便秘问题的孕妈妈可以尝试把它作为零食。同时也是加餐的最佳食品。

桂圆性热，孕妈妈吃桂圆，不但不能保养身体，反而会出现腹痛、阴道出血等先兆流产的症状，因此，为了预防流产，桂圆还是少吃。

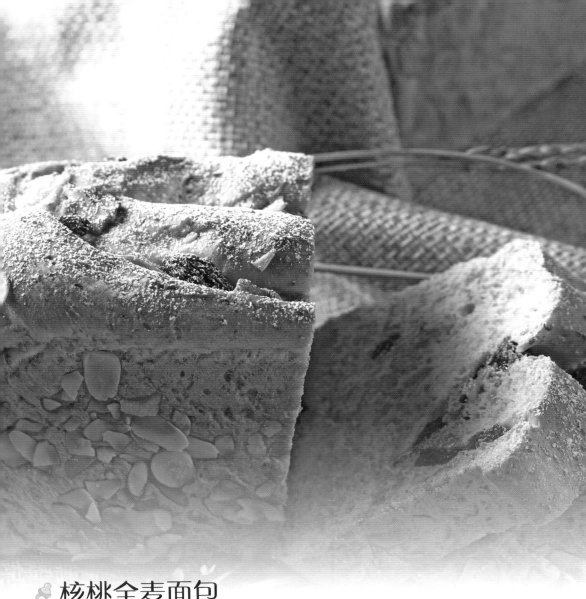

核桃全麦面包

材料

高筋面粉1750克，全麦粉500克，核桃仁100克，葡萄干100克，酵母40克，改良剂15克，精盐45克，牛油125克。

做法

1. 将所有原料倒入和面机，再加入适量清水搅拌至面团起筋光滑，再割成400克1个的面团，放在28℃的环境中醒发。

2. 将面团擀长，撒上葡萄干、核桃仁，卷起后放入模具中，用刀从中间割开，醒发至原面包2倍，放入烤箱中，烤呈金黄色至熟透即可。

孕 15 周：胎盘完全形成

孕妈妈与胎宝宝的变化

母体变化

此时流产的概率降低，孕妈妈可以放心了。此时要好好保护乳房，洗澡的时候不要用力搓洗。

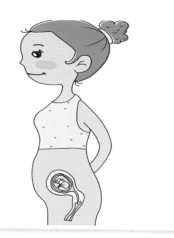

胎宝宝变化

此时已经完成胎盘的形成。胎盘具有保护胎宝宝并提供营养和氧气的作用。此时羊水的量也开始增多，胎宝宝在羊水中可以自由自在地活动。

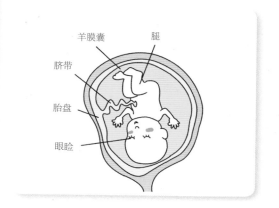

羊膜囊　　腿

脐带

胎盘

眼睑

饮食宜忌

宜　　酸奶　✔

酸奶含益生菌，可以帮孕妈妈调理肠胃，缓解便秘。同时又富含蛋白质，是补充蛋白质的很好来源。

忌　　腌制食品　✘

腌制食品中含有可导致胎宝宝畸形的亚硝胺，所以孕妈妈最好不吃。如香肠、腌肉、熏鱼等，这类食品营养匮乏，不新鲜，容易滋生细菌，会影响孕妈妈和胎宝宝的健康。

🍶 酸奶西米盅

西米200克，酸奶100克，芒果、草莓、玉米片各50克。

做法

1. 将西米泡好，入锅煮香，捞出过凉；玉米片用温油炸脆，出锅凉透；芒果、草莓均切成碎粒，再加入酸奶中调匀备用。
2. 取一器皿，先放入炸好玉米片，再放入西米，然后倒入酸奶水果即可。

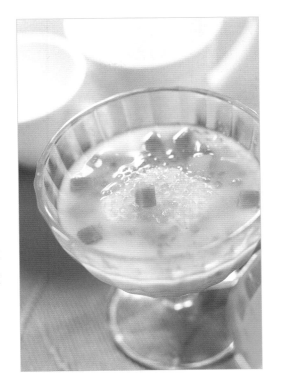

🍶 黄瓜酸奶沙拉

材料

黄瓜3根，莳萝适量，精盐、柠檬汁、酸奶汁、白醋各适量。

做法

1. 将黄瓜洗净，切成薄片备用。
2. 黄瓜加入精盐腌渍4小时，用双手挤干水分，放入盘中。
3. 盘中倒入酸奶汁。
4. 盘中然后加入莳萝、柠檬汁、白醋搅拌均匀即可。

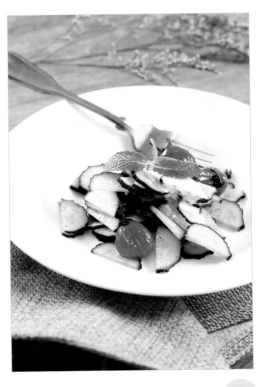

孕16周：全面开始开展胎教

孕妈妈与胎宝宝的变化

母体变化

随着食欲的增强，孕妈妈的体重会增加。除了腹部外，臀部和全身都会长肉，所以要注意调整体重。

胎宝宝变化

胎宝宝的神经系统开始工作，肌肉对于来自脑的刺激有了反应，因此能够协调运动。

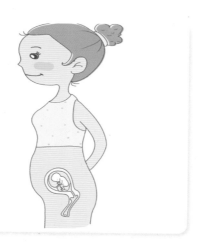

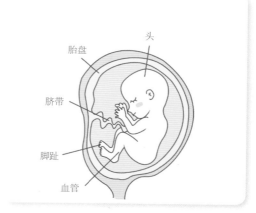

头
胎盘
脐带
脚趾
血管

饮食宜忌

 补维生素C

新鲜的绿色蔬菜、酸味水果中含有大量的维生素C，建议孕妈妈每天的维生素C摄入量为100毫克左右，酸枣、橘子、山楂、柠檬、猕猴桃、青椒、番茄中含有丰富的维生素C。

常吃酸性食物

妊娠早期母体摄入的酸性药物或其他酸性物质，容易大量聚积于胎宝宝组织中，影响胚胎细胞的正常分裂增殖与发育生长，并易诱发遗传物质突变，导致胎宝宝畸形发育。

紫茄子炒青椒丝

材料

茄子400克，青椒100克，葱末、姜末各5克，蒜末10克，盐1/2小匙，植物油3大匙。

做法

1. 将茄子去蒂，洗净，切成粗丝，再放入清水中浸泡3分钟，捞出挤干水分；青椒洗净，去蒂及籽，切成细丝。

2. 炒锅置火上，加油烧至七成热，先下入葱末、姜末、蒜末炒出香味，再放入茄子丝炒

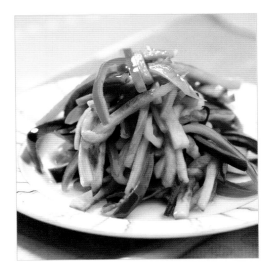

软，然后加入青椒丝略炒，再放入盐翻炒至入味即可。

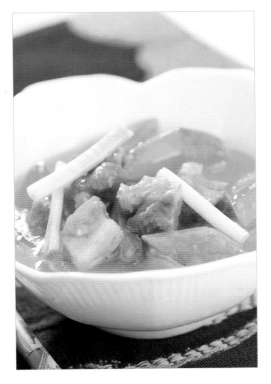

番茄烧牛肉

材料

牛肉块400克，番茄150克，葱、姜各3块，白糖、酱油各3小匙，盐1小匙，大料2粒，水淀粉、香油各5小匙。

做法

1. 牛肉块洗净，用开水焯烫；番茄洗净，切块。

2. 炒锅上火，加油烧热，放入八角、葱段、姜末炒香，添入酱油、清汤、牛肉块、番茄、白糖，煨至牛肉熟烂，加水淀粉、香油即可。

孕17周：生成褐色皮下脂肪

 孕妈妈与胎宝宝的变化

母体变化

此时孕妈妈由于子宫增大，胃肠会向上移动，所以饭后总会感到胸闷、呼吸困难。

胎宝宝变化

胎宝宝看起来已经开始和身体的其他部分成比例了。他的双眼更大了，但仍紧闭着，睫毛和眼眉长得更长。脂肪开始在胎宝宝的皮下聚集。

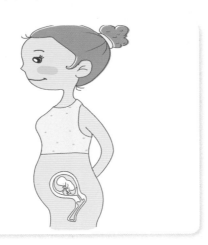

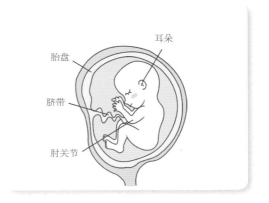

饮食宜忌

 宜 细嚼慢咽 ✔

吃东西时应细嚼慢咽，进食时不要说话，避免用吸管喝水，不要常常含着酸梅或咀嚼口香糖等，这些都会让不必要的气体进入腹部。

 忌 高糖 ✘

血糖偏高的孕妈妈生出体重过大的婴儿的可能性、胎宝宝先天畸形的发生率、出现妊娠高血压综合征的机会或需要剖宫产的人数，分别是血糖偏低孕妈妈的3倍。

黑芝麻大米粥

材料

　　大米60克，黑芝麻25克，蜂蜜2小匙，白糖2大匙，糖桂花1小匙。

做法

1. 将黑芝麻去除杂质，洗净晾干，再放入烧热的锅中煸炒出香味，离火晾凉。
2. 将大米淘洗干净，放入容器中，再加入适量清水浸泡30分钟。
3. 坐锅点火，加入适量清水，先放入大米及泡米水烧沸，再转小火煮至八分熟，然后加入黑

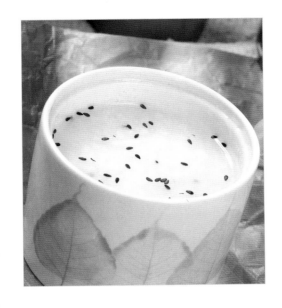

芝麻、蜂蜜、白糖、糖桂花搅拌均匀，煮至粥熟即成。

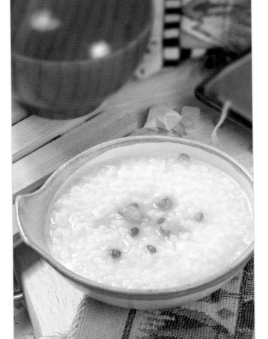

郁李仁花生粥

材料

　　郁李仁20克，花生仁30克，粳米150克，精盐1/3小匙。

做法

1. 将郁李仁研成粉；花生仁洗净；粳米去泥沙，淘洗干净。
2. 将郁李仁粉、花生仁、粳米同放炖锅内，加水500克，置旺火烧沸，加精盐适量，再用小火煮35分钟即可。

孕 18 周：心脏跳动更加活跃

孕妈妈与胎宝宝的变化

母体变化

在这一时期，精力逐渐恢复，并发现性欲增强。在怀孕期间，动作温柔的性生活是相当安全的，如果有什么顾虑，可以向医生咨询。有些孕妈妈会感觉到第一次胎动。

胎宝宝变化

随着胎宝宝心脏跳动的加速，利用胎心仪可以听到胎宝宝的心跳声，而且利用超声波检查可以查出心脏是否有异常。

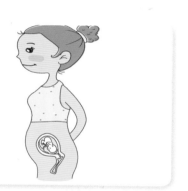

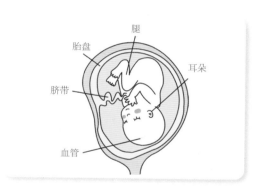

腿
胎盘
耳朵
脐带
血管

饮食宜忌

 多吃鱼 ✔

 罐头 ✗

鱼类营养丰富，含有易被人体吸收的钙、碘、磷、铁等无机盐和微量元素，对大脑的生长、发育和防治神经衰弱症都有着极高的效用，是孕妈妈应当经常食用的美味佳肴。

罐头里加入了防腐剂、添加剂，如人工合成色素、香精、甜味剂等。母体在摄入较多防腐剂后，体内各种代谢过程和酶的活性会受到影响，从而波及胎宝宝。

🐚 鲫鱼豆芽汤

鲜活鲫鱼1条(约500克)，黄豆芽60克，猪骨汤1000克，姜片、盐、胡椒粉各适量。

1. 将鲫鱼去鳞、去鳃，除去内脏，洗整理干净；黄豆芽漂洗干净，同鲫鱼分别放入沸水锅中焯烫一下，捞出沥干。

2. 坐锅点火，加入猪骨汤，放入姜片、鲫鱼、黄豆芽，用大火

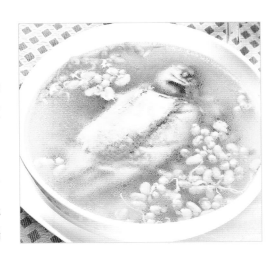

煮开，再加入盐、胡椒粉，转小火煮至鲫鱼熟烂即可。

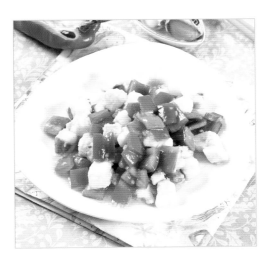

🐚 清炒鱼丁

净鱼肉350克，青椒、红椒各50克，两个鸡蛋的蛋清，葱花15克，姜末5克，蒜片10克，盐、白糖、米醋各1小匙，胡椒粉1/2小匙，淀粉2小匙，香油少许，鲜汤3大匙，植物油适量。

1. 青椒、红椒洗净，去蒂及籽，切成小丁；取一小碗，放入少许盐、白糖、米醋、鲜汤调匀，制成味汁。

2. 鱼肉洗净，片去鱼皮，在表面剞上浅十字花刀，再切成小丁，用少许盐、胡椒粉、鸡蛋清、淀粉拌匀上浆，倒入植物油中滑散、滑透，捞出沥油。

3. 锅中留底油烧热，先下入葱花、姜末、蒜片炒香，放入青椒丁、红椒丁略炒。

4. 锅中倒入味汁，下入滑好的鱼丁炒匀，再淋入香油即可。

孕19周：表情越来越丰富

孕妈妈与胎宝宝的变化

母体变化

这个时期，皮肤的色素变化会加剧，所以乳头的颜色会加深，偶尔会疼痛。

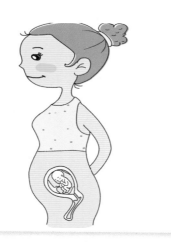

胎宝宝变化

胎宝宝皮肤的腺体分泌出一种黏稠的、白色的油脂样物质，称为胎宝宝皮脂，有防水屏障的作用，可防止皮肤在羊水中过度浸泡。

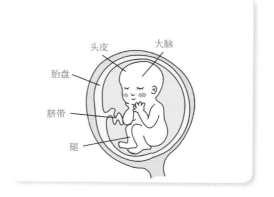

头皮　大脑

胎盘

脐带

腿

饮食宜忌

宜	忌
莴笋	发芽土豆
莴笋是春季主要蔬菜之一。莴笋含有矿物质钙、磷、铁较多，能助长骨骼、坚固牙齿。中医认为，莴笋有清热利尿、活血、通乳的作用，尤其适合产后少尿及无乳的人食用。	吃发芽的土豆容易引起胎宝宝神经管缺陷。据调查，孕早期如果吃了较多的发芽土豆，而发芽土豆中含有毒性糖生物碱——龙葵素，可能导致胎宝宝神经发育缺陷。

莴笋海鲜汤

材料

莴笋200克，鲜虾6只，水发鱿鱼100克，蚬子80克，葱、姜末各少许，精盐适量，鸡精1/3小匙，料酒1大匙，高汤8杯。

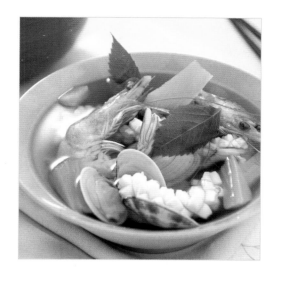

做法

1. 将莴笋去老皮、洗净，切菱形块；水发鱿鱼洗净，剞花刀，鲜虾、蚬子洗净备用。
2. 将鱿鱼、蚬子分别入沸水锅中焯烫，捞出待用。
3. 锅中加入植物油烧热，下入葱、姜末略炒，再加入高汤煮沸，然后放入鱿鱼、蚬子、鲜虾、莴笋块，加入精盐、鸡精、料酒煮10分钟，待汤汁入味出锅即可。

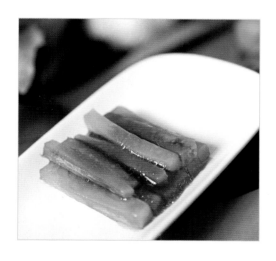

酱汁莴笋

材料

莴笋500克，甜面酱2大匙，酱油1大匙，精盐1小匙，白糖1/2小匙，味精、香油各少许，鸡汤200克，植物油1大匙。

做法

1. 莴笋去掉根，削去外皮，用清水洗净，沥水，切成手指粗的小条，再用刀轻轻拍松，放入沸水锅中煮5分钟，捞出，放入冷水中过凉。
2. 锅中加入植物油烧热，放入甜面酱、酱油和莴笋条炒上颜色，加上精盐、酱油、味精、白糖烧入味，用旺火收汁，淋上香油，出锅即可。

孕 20 周：感觉器官迅速发育

孕妈妈与胎宝宝的变化

母体变化

随着子宫的增大，肺、胃、肾等器官会受到压迫，因此会出现呼吸困难、消化不良、尿频等症状，甚至会出现尿失禁的情况。

胎宝宝变化

此时的胎宝宝完全具备了人体应有的神经系统，有时伸懒腰，有时用手抓东西，还能转动身体。本周是胎宝宝的味觉、嗅觉、听觉、视觉和触觉等感觉器官发育的关键期。

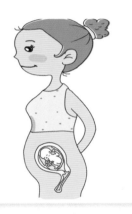

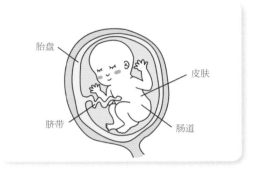

胎盘　皮肤　脐带　肠道

饮食宜忌

 宜 合理补维生素A ✔

体内维生素A缺乏或过盛，胎宝宝都有致畸的可能，而且过量摄入维生素A又可引起中毒，孕妈妈每日维生素A的摄入量为900微克。鸡蛋、胡萝卜、辣椒等富含维生素A。

 多吃菠菜 **忌**

人们一直都认为菠菜含有大量的铁，具有补血功能，其实，菠菜中铁的含量并不多，其主要成分是草酸，而草酸对锌、钙有着不可低估的破坏作用。

鸡蛋牛肉羹

材料

牛肉50克，鸡蛋1个，豌豆5粒，葱、植物油、酱油、白糖、盐、水淀粉、香油各少许。

做法

1. 鸡蛋调成鸡蛋液。
2. 将牛肉洗净、剁烂，加入香油拌匀。
3. 豌豆粒先入水煮熟，葱切成末，备用。
4. 锅置火上，将植物油烧热，用葱末爆香，加入牛肉翻炒，再倒入半碗水，加入酱油、盐、

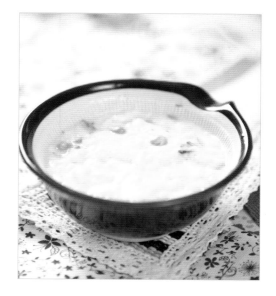

白糖、水淀粉，再加入豌豆粒、鸡蛋液，搅拌即可。

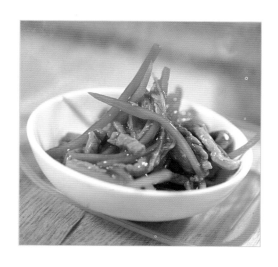

胡萝卜炒肉丝

材料

猪精肉300克，胡萝卜200克，鸡蛋清1个，葱丝、姜丝、香菜段各

10克，精盐1/2小匙，酱油、香醋各1小匙，味精1/4小匙，料酒2小匙，水淀粉1/2大匙，植物油800克(实耗35克)。

做法

1. 将猪精肉切丝，加蛋清、精盐、味精、水淀粉上浆；胡萝卜切丝，锅中加油烧热，放入肉丝打散，待肉丝变色，捞出沥油。
2. 锅内留少量油，放入葱丝、姜丝煸香，加入肉丝、胡萝卜丝、香醋、酱油、料酒、精盐、味精、炒熟后勾芡，撒上香菜，淋明油即可。

孕21周：消化器官开始发育

孕妈妈与胎宝宝的变化

母体变化

这个时期孕妈妈最好避免剧烈运动，尽量多休息。此外，这个时期子宫已经上移20厘米左右，压迫静脉，孕妈妈容易出现腿水肿或静脉曲张。

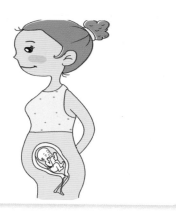

胎宝宝变化

此时胎宝宝的消化器官越来越发达。随着胎脂的增多，胎宝宝的身体处于滑润的状态。胎宝宝舌头上的味蕾已经形成，胎宝宝会不时地吮吸自己的拇指或摸脸蛋儿。

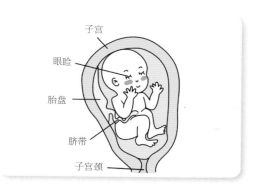

子宫

眼睑

胎盘

脐带

子宫颈

饮食宜忌

宜 瘦肉、鱼虾 ✔

孕妈妈需食用比平时多1/4的含蛋白质食物，才能满足母胎的需要。鱼虾中含有丰富的无机元素，可预防孕妈妈由于体内缺镁而引起的先兆子痫，磷可供胎宝宝脑及神经的发育。

忌 霉变食物 ✘

孕妈妈食用霉变食品后，会使染色体断裂或畸变，甚至会造成流产。在胎宝宝期，真菌毒素会使胎宝宝产生较强的毒害作用，影响胎宝宝的正常发育。

鲜肉馄饨

瘦肉末1匙，盐、葱末各少许，馄饨皮3个，肉汤2匙，紫菜适量。

1.将瘦肉末、盐、葱末拌成肉馅。

2.把肉馅儿包在馄饨皮里。

3.将馄饨放入肉汤里煮熟，再撒上紫菜即可。

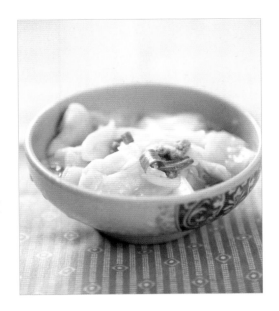

椒30克，老姜片20克，盐1小匙，胡椒粉1/2小匙，淀粉4小匙，植物油100克，清汤200克。

1.草鱼取净肉，片成大片，放入容器中，加入鸡蛋清、淀粉拌匀上浆。

2.金针菇去根，洗净，放入沸水锅中略煮，捞出沥水，放入大碗内垫底。

3.锅中加油烧热，下入姜、葱爆锅，加入清汤、调料烧沸，再放入鱼片余熟，倒入金针菇的碗中即可。

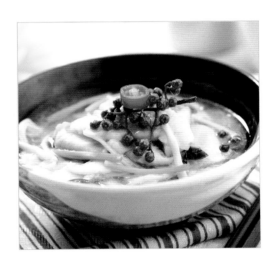

花椒鱼片

净草鱼1条(约1000克)，金针菇200克，一个鸡蛋的蛋清，葱段50克，花

孕22周：骨骼完全形成

孕妈妈与胎宝宝的变化

母体变化

这个时期孕妈妈的血液量会大大增加，但因为需求量更大，孕妈妈在孕中期容易出现贫血和眩晕的症状。

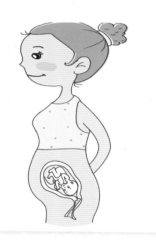

胎宝宝变化

胎宝宝现在有了汗腺，血管仍然可见，但皮肤不像以前那样透明了。他的指甲完全形成并继续生长。如果是个男孩，睾丸开始从骨盆向下降入阴囊内。

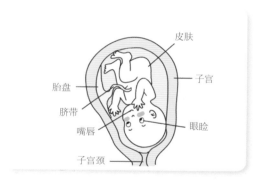

皮肤
子宫
胎盘
脐带
眼睑
嘴唇
子宫颈

饮食宜忌

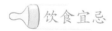

 宜

 补膳食纤维 ✔

膳食纤维有预防便秘的作用。长期摄入过量的膳食纤维，可能会导致钙、镁等矿物质的排出。成人每日膳食纤维摄入量为25～30克，笋、芹菜、茄子富含丰富的膳食纤维。

 忌

 长期吃素 ✗

怀孕后长期坚持素食，极不利于胎宝宝发育。据研究认为，孕期不注意营养，蛋白质供给不足，可使胎宝宝细胞减少，影响日后的智力；还可使胎宝宝畸形或发育不良。

笋瓜小炒

材料

笋100克，黄瓜1/2根，盐1/2小匙，高汤3大匙，植物油1大匙，姜末适量。

做法

1. 将笋洗净，切成片，放入沸水中焯熟，捞出投凉；黄瓜洗净，切成与笋大小相仿的片。

2. 锅烧热，加植物油，六成热时放姜末爆香，再放入笋片略炒，然后放入黄瓜片，倒入高汤，加盐调味，改大火翻炒几下即可。

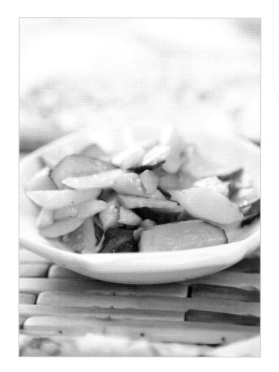

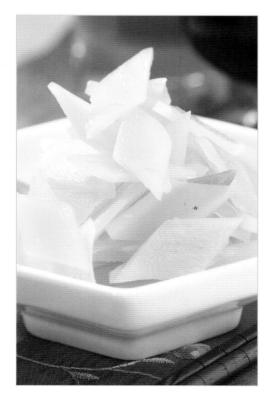

玻璃笋片

材料

青笋200克，胡萝卜100克，葱花10克，盐1/2小匙，熟芝麻2小匙，白糖少许，酱油1小匙，辣椒油1大匙。

做法

1. 将青笋、胡萝卜去皮，切成菱形片，放入沸水锅中焯烫一下，捞入清水中投凉，沥干水分，放入盘中。

2. 取小碗，加入盐、白糖、酱油、辣椒油调匀成味汁；再放入葱花，撒上熟芝麻，倒入装有青笋、胡萝卜片的盘中拌匀即可。

孕 23 周：变得越来越像新生儿

孕妈妈与胎宝宝的变化

母体变化

由于腹部的隆起，影响了消化系统工作。某些孕妈妈可引起消化不良或胃有灼热感。少吃多餐可减轻胃的灼热感。饭后轻松地散散步将有助于消化。

胎宝宝变化

由于胎宝宝内耳的骨头已经完全硬化，因此他的听觉更加敏锐。他能分辨出来自宫外和孕妈妈身体内部的不同声音。

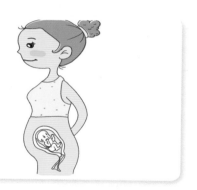

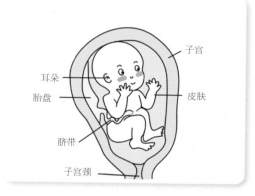

子宫

耳朵

胎盘

皮肤

脐带

子宫颈

饮食宜忌

宜 补铁 ✓

孕期要注意多吃瘦肉、家禽、动物肝及血(鸭血、猪血)、蛋类等富含铁的食物。豆制品含铁量也较多，肠道的吸收率也较高，要注意摄取。

忌 冷食 ✗

孕妈妈在怀孕期胃肠对冷热的刺激非常敏感，贪吃冷食容易引起咳嗽、头疼、食欲缺乏、消化不良、腹泻等。胎宝宝在子宫内也会躁动不安，导致胎动频繁。

桂花鸭煲

材料

活肥鸭1只（约1500克），毛芋头3个，桂花1克，盐1小匙。

做法

1.将活鸭宰杀，用开水烫一下，迅速翻滚，去毛后洗净，在翅膀下开口，取出内脏，洗净，剁成块，入锅焯烫一下，捞出沥水；毛芋头剥去外皮，洗净，放入清水锅中煮3分钟，捞出过凉，沥去水分。

2.砂锅置火上，加入适量清水，放入鸭块烧沸，撇去浮沫，转小火

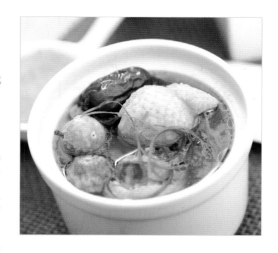

炖至八分熟；再放入毛芋头炖煨30分钟，待鸭块和芋头炖至熟烂时，加入盐、桂花，用旺火烧沸即可。

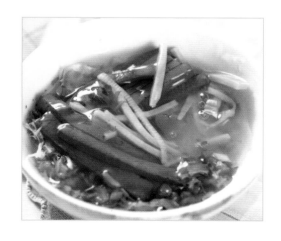

荠菜鸭血羹

材料

鸭血100克，荠菜30克，熟冬笋、熟火腿各15克，1个鸡蛋的蛋清，精盐、味精、胡椒粉各少许，鸡精1/2小匙，香油1小匙，水淀粉2小匙，鲜汤1000克。

做法

1.荠菜洗净，用沸水焯至断生，捞出沥干，切成碎末；鸭血洗净，切成小条；熟冬笋、熟火腿均切成粗丝，再放入沸水锅中焯烫一下，捞出沥干。

2.炒锅置火上，加入鲜汤，先下入熟火腿丝、熟冬笋丝、鸭血条烧沸，再撇去浮沫，加入精盐、味精、胡椒粉、鸡精，放入荠菜粒、鸡蛋清煮匀，用水淀粉勾芡，淋入香油即可。

孕 24 周：对音乐变得更加敏感

孕妈妈与胎宝宝的变化

母体变化

孕妈妈体重增加过量时，支撑身体的腿部将承受很大的压力，所以腿部肌肉很容易疲劳。鼓起的腹部还会压迫大腿部位的静脉，因此腿部容易发酸或出现抽筋症状。

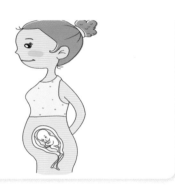

胎宝宝变化

如果胎宝宝现在就出生，成活的概率是1/4～1/5。但他仍然非常瘦，浑身覆盖着细细的胎毛。他的体内开始生成白细胞以对抗感染。

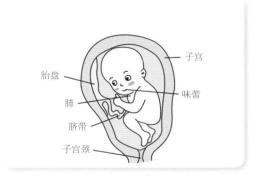

子宫

胎盘

味蕾

肺

脐带

子宫颈

饮食宜忌

宜 洋葱

洋葱中的营养成分十分丰富，富含钾、维生素C、叶酸、锌及纤维质等营养素。吃洋葱好处多多，不仅能增进食欲，还能预防感冒。

忌 甜味剂

甜味剂包括糖、黑砂糖、糖蜜、糖浆、阿斯巴甜等，糖分含量高，最易促胖，而且糖分大量摄入还会影响孕妈妈牙齿的健康，孕妈妈糖分摄入过多，还会使孕妈妈的血糖升高。

洋葱炒肉丝

材料

洋葱、猪肥瘦肉各150克，精盐3/5小匙，味精少许，酱油2小匙，水淀粉3大匙，鲜汤、猪化油各75克。

做法

1. 将猪肉洗净，切成粗丝，放在碗内，加入水淀粉、精盐码味上浆；洋葱去皮、洗净，切成粗丝；碗中放入精盐、水淀粉、鲜汤、酱油、味精对成味汁备用。

2. 炒锅置旺火上，放入猪化油烧至七成热，下入猪肉丝炒至断生，再加入洋葱丝煸炒数下，

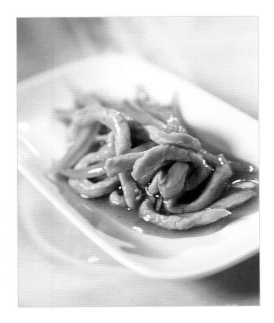

然后烹入味汁翻炒均匀，待紧汁吐油时即可。

凉拌洋葱丝

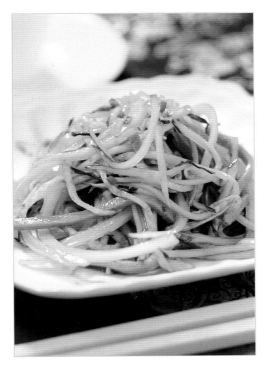

材料

洋葱1个，黄瓜2根，火腿、辣椒、香菜各适量，精盐1/2小匙，酱油1小匙，糖、香油各适量。

做法

1. 洋葱、黄瓜洗净切细丝，加1小匙精盐腌拌，洗净沥干；火腿切丝；辣椒、香菜均洗净切成细末。

2. 将洋葱丝、黄瓜丝等与调味料拌匀即可。

孕 25 周：皮肤开始红润不透明

孕妈妈与胎宝宝的变化

母体变化

这时孕妈妈腹部、臀部和胸部上开始出现紫色的条状妊娠纹。眼睛对光线非常敏感，而且非常干燥。

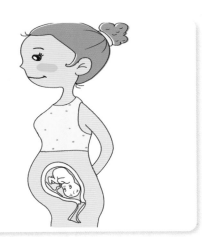

胎宝宝变化

现在胎宝宝能抱脚、握拳了。肺中的血管继续发育，鼻孔开始张开。胎宝宝口腔和嘴唇区域的神经现在开始越来越敏感，为出生后寻找妈妈的乳头这一基本动作做准备。

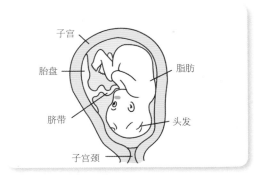

子宫
胎盘
脐带
子宫颈
脂肪
头发

饮食宜忌

宜 芹菜 ✔

芹菜有镇静降压、醒脑利尿、清热凉血、润肺止咳等功效。常吃对于妊娠高血压综合征、妊娠水肿、缺铁性贫血及肝脏疾患的疗效较为显著。

忌 方便面 ✘

方便面之类的方便食品对孕妈妈和胎宝宝都极力不利。方便食品含有一些食品添加剂，营养也不全面，如果在孕早期长期缺乏脂肪酸会严重影胎宝宝大脑的发育。

瘦肉炒芹菜

材料

　　猪瘦肉50克，芹菜15克，盐1小匙，姜丝适量，水淀粉、植物油各1大匙。

做法

1. 猪瘦肉切丝，用少许盐、水淀粉上浆；芹菜择洗干净，芹菜梗切丝。
2. 将炒锅烧热，加植物油，三成热时下姜丝、肉丝翻炒，再放入芹菜丝、盐翻炒至芹菜炒熟即可。

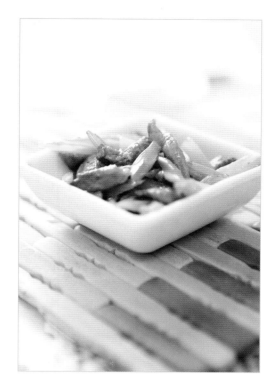

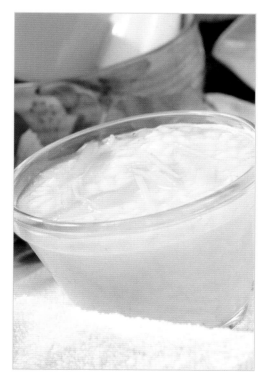

芹菜粥

材料

　　粳米100克，芹菜适量，冰糖2大匙，鲜汤800克。

做法

1. 将芹菜洗净，捞出沥净水分，切段待用。
2. 粳米100克用水洗净，加入清水浸泡30分钟捞出，控水，锅中加入鲜汤煮沸，转小火煮约1小时后，再加入芹菜段、冰糖煮至米粒软烂黏稠即可。

孕 26 周：肺内的肺泡开始起作用

孕妈妈与胎宝宝的变化

母体变化

随着胎宝宝的长大，子宫会越来越大。由于子宫会压迫肠胃，经常出现消化不良和胃痛。随着子宫肌肉的扩张，下腹部会经常出现像针刺一样的疼痛。

胎宝宝变化

胎宝宝的肺仍在发育成熟中。胎宝宝的脊柱强壮了，但仍不能支撑正在生长的身体，这时如果把耳朵放在孕妈妈的腹部，就能听到胎宝宝的心跳。胎宝宝会吸气、呼气。

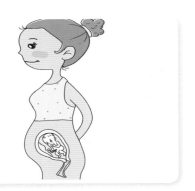

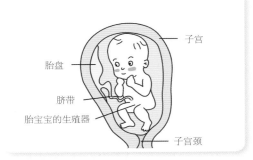

胎盘
子宫
脐带
胎宝宝的生殖器
子宫颈

饮食宜忌

 宜

 芝麻

芝麻中含有的铁和维生素E能预防贫血、活化脑细胞、消除血管胆固醇；黑芝麻含有的不饱和脂肪酸有延年益寿的作用。

 忌

膨化食品

膨化食品如饼干、虾条等，主要是淀粉、糖类和膨化剂制成，蛋白质含量很少，多吃可致肥胖，且没有任何营养。

桃仁芝麻炒饭

材料

糯米150克，黑芝麻100克，核桃仁75克，各式蜜饯少许，白糖适量，植物油4大匙。

做法

1. 糯米淘洗干净，放入清水中浸泡，再放入蒸锅内，用旺火沸水蒸约30分钟至熟，取出。
2. 芝麻和核桃仁分别放入净锅内炒至熟香，取出捣碎成小颗粒状；各式蜜饯切成小粒。
3. 锅中加入植物油烧热，倒入熟

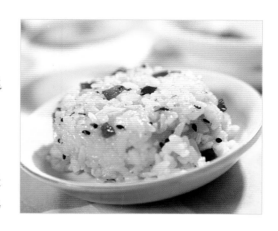

糯米饭略炒，加入白糖、芝麻、核桃仁及蜜饯一同炒拌均匀，出锅盛入碗内，再反扣入盘中即可。

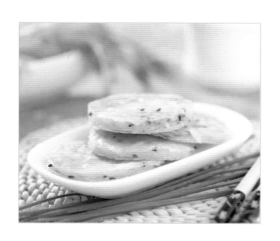

黑芝麻饼

材料

面粉500克，熟黑芝麻仁150克，精盐1/2小匙，花生油200克。

做法

1. 面粉放入容器内，精盐放入开

水内溶化后，倒入面粉内和成软面团，揉匀后略烫。
2. 面团擀成大薄片，刷上一层花生油，再撒上熟黑芝麻仁，撒匀后从一边卷起成芝麻面卷，再切成每个重150克的剂子。每个剂子从两端刀切面按扁，再分别向中间对折，再按扁，擀成圆饼坯。
3. 平底锅烧热，刷上花生油，放入擀好的饼坯，用小火慢慢煎烙，边烙边往饼面上刷油，烙至饼面上起匀小泡翻个儿，刷油，继续烙至饼鼓起，再翻个儿略烙至熟透，铲出装盘，食用时从中间切开即可。

孕妈妈与胎宝宝的变化

母体变化

这时由于腹部迅速增大，孕妈妈会感到很容易疲劳，应注意休息、不时变换身体姿势、舒缓的伸展运动、热水浴和按摩，都能帮孕妈妈缓解不适。此时家人的关心也非常重要。

胎宝宝变化

随着皮下脂肪的增多，胎宝宝越来越胖了。现在吮吸拇指可能是胎宝宝最喜欢的运动之一。此时，胎宝宝的眼皮开始睁开，虹膜开始形成。

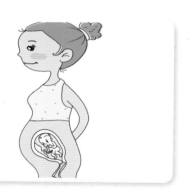

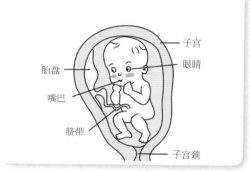

子宫
眼睛
胎盘
嘴巴
脐带
子宫颈

饮食宜忌

宜

玉米

玉米中所含的胡萝卜素被人体吸收后能转化为维生素A，而维生素A具有防癌作用；玉米中所含的植物纤维素能加速毒素的排出，可防治便秘。

杏仁

虽然杏仁有许多的药用价值和食用价值，但不宜大量食用。杏仁含有毒物质氢氰酸，过量服用可致中毒。

忌

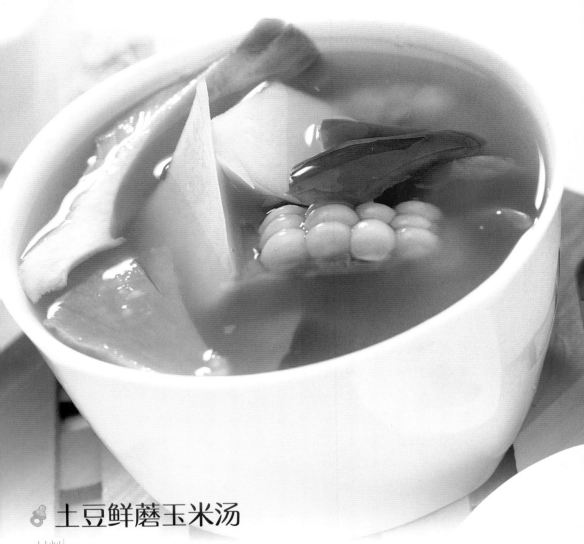

土豆鲜蘑玉米汤

材料

玉米棒1个，土豆100克，青椒2个，鲜蘑80克，胡萝卜1/2根，精盐1小匙，鸡精1/2小匙，高汤适量。

做法

1. 将玉米棒洗净，放入清水锅内煮至熟，捞出晾凉，剁成大块。

2. 土豆去皮、洗净，切成大块；青椒去蒂、去籽，洗净，切成块；胡萝卜去皮、洗净，切成块；鲜蘑去蒂、洗净，撕成小条。

3. 锅置火上，加入高汤，再放入玉米棒、土豆、鲜蘑、胡萝卜、青椒煮沸，然后加入精盐、鸡精煮至入味即可。

孕 28 周：大脑迅速发育

孕妈妈与胎宝宝的变化

母体变化

怀孕晚期手臂、腿、脚踝等部位也容易肿胀发麻。如果早晨醒来脸部严重肿胀，或者水肿一整天都不消退，建议及时到医院做检查。

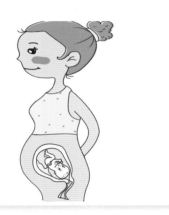

胎宝宝变化

胎宝宝正在以最快的速度生长发育。此时男孩儿的睾丸开始下降进入阴囊。女孩儿的阴唇仍很小，还不能覆盖阴蒂，在怀孕最后几周，两侧的阴唇将逐渐靠拢。

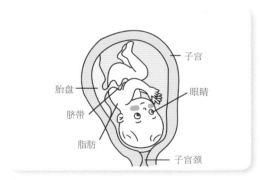

子宫
胎盘
眼睛
脐带
脂肪
子宫颈

饮食宜忌

 香菇

香菇有补肝肾、健脾胃、益智安神、美容养颜之功效。因此，孕妈妈多吃香菇能强身健体，增加抵抗能力，促进胎宝宝的发育。

 街头食品

包括烤羊肉串、酸辣粉等食品。烧烤、煎炸类食品含有致癌物质——苯并芘，这点大家都知道。对于孕妈妈来说，烧烤、煎炸类肉食，若没有熟透，还存在弓形虫的威胁！

🍄 香菇菜心

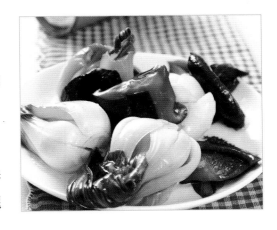

材料

油菜250克，香菇10朵，蒜末5克，精盐、味精各少许，蚝油1小匙，水淀粉1/2大匙，植物油4小匙。

做法

1. 油菜择洗干净，一切两半；香菇用清水浸泡、涨发，洗去泥沙杂质，切成小朵。
2. 锅置旺火上，加入适量清水烧沸，分别放入油菜和香菇焯烫一下，捞出沥水。
3. 锅置火上，加入植物油烧至六成热，先下入蒜末爆香，下入香菇、油菜。
4. 锅中加入精盐、味精，小火扒烧至入味，用水淀粉勾芡，淋入蚝油推匀即可。

🍄 海米香菇炒掐菜

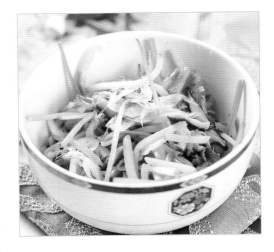

材料

掐菜250克，水发香菇100克，海米50克，香菜段30克，葱丝、姜丝、精盐、味精、胡椒粉、花椒油、香油各适量。

做法

1. 掐菜择洗干净，下入沸水锅中焯烫一下，捞出沥干；香菇洗净，切成丝，放入沸水中略烫，捞出沥水；海米放入温水盆中泡软。
2. 锅中加入花椒油烧热，先下入葱丝、姜丝炒香，再加入掐菜、香菇丝略炒。
3. 锅中加入精盐、味精、香菜段、海米、胡椒粉炒匀，淋入香油即可。

孕妈妈与胎宝宝的变化

母体变化

一般情况下，孕妈妈每天会有规律地出现4～5次的子宫收缩，这时最好暂时休息。为了顺利分娩，子宫颈部排出的分泌物增多。

胎宝宝变化

此时胎宝宝完全能够睁开眼睛了，这个时期的胎宝宝对光线、声音、味道和气味更加敏感，能区别出日光和灯光。

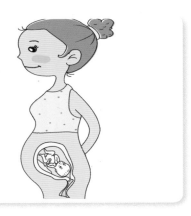

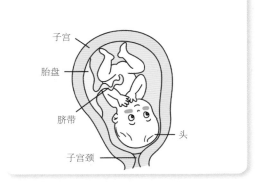

子宫
胎盘
脐带
头
子宫颈

饮食宜忌

 宜　补锌　

锌能维持胎宝宝的健康发育，并帮助孕妈妈顺利分娩。而胎宝宝对锌的需求量在孕晚期达到最高。因此，孕妈妈需要多吃一些富含锌元素的食物，如瘦肉、紫菜、核桃等。

 酸菜　 忌

人工腌制的酸菜虽然有一定的酸味，但维生素、蛋白质、矿物质、糖分等多种营养几乎丧失殆尽，而且腌菜中亚硝酸盐含量较高，过多地食用显然对母体、胎宝宝健康无益。

🍳 葱香牛扒

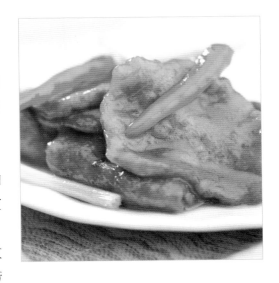

材料

牛里脊肉500克，香葱段150克，鸡蛋1个取蛋清，淀粉、蒜片、葱段、姜末、植物油、盐各适量。

做法

1.牛里脊肉洗净，切成大薄片，加入少许盐略腌，再加入蛋清、淀粉拌匀上浆；香葱切小段。

2.锅中加入植物油烧至四成热，放入牛肉片滑散，炸至略干时捞出，沥净油分。

3.锅留底油烧热，先下入香葱段、姜末、蒜片炒出香味，再加入盐、牛里脊肉片翻炒均匀即可。

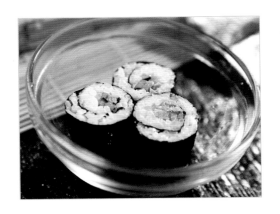

🍳 紫菜包饭

材料

大米饭300克，紫菜2张，黄瓜、胡萝卜、熟牛肉、熟芝麻各适量，香油、精盐、味精各适量。

做法

1.大米饭加调料和熟芝麻拌匀；黄瓜、胡萝卜洗净，切粗丝，焯水；熟牛肉切粗丝。

2.将紫菜铺开，把拌好的米饭薄薄地铺在紫菜上(一定要压实)，再将黄瓜丝、胡萝卜丝、牛肉丝整齐地放在米饭的一侧，用紫菜包住，卷成约3厘米粗直径的卷(要卷紧)，然后用刀切成3厘米长的段即可。

孕 30 周：生殖器更加明显

孕妈妈与胎宝宝的变化

母体变化

孕妈妈会出现呼吸急促的症状。为了缓解呼吸急促症状，坐立姿势要端正，这样有利于减轻子宫对横膈膜的压迫。

胎宝宝变化

此时胎宝宝的胎毛正在消失，头发变得浓密了。虽然这时候不能自己呼吸，不能自己保持体温，但是已经具备身体所需的全部器官。

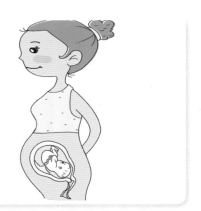

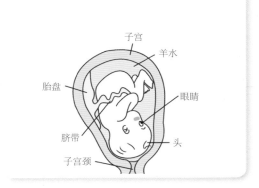

子宫
羊水
胎盘
眼睛
脐带
头
子宫颈

饮食宜忌

 宜　　櫻桃

櫻桃味道酸甜，能促进食欲。其营养价值非常高，含有丰富的铁元素，有利于补血，并含有磷、镁、钾，其维生素A含量比苹果高出4～5倍，是孕妈妈的理想水果。

 忌　　高盐食物

孕后期特别容易水肿，要吃些少盐的食物，防止患妊娠高血压综合征，如果水肿严重就要去医院检查。

🍒 樱桃冬菇

材料

水发冬菇75克，鲜樱桃20粒，豌豆苗50克，精盐、水淀粉、植物油各1/2大匙，味精、酱油各1小匙，白糖、姜汁、香油各2小匙，料酒适量。

做法

1. 将冬菇、鲜樱桃、豌豆苗分别洗净，捞出沥水备用。
2. 炒锅置旺火上，倒入植物油烧至六成热，下入冬菇煸透，再烹入姜汁、料酒，加入酱油、白糖、精盐及半杯清水烧沸，然后转小火煨半分钟，再放入

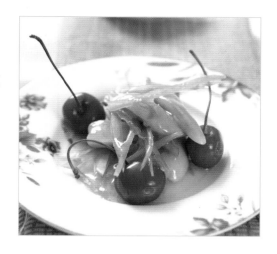

豆苗，加入味精，用水淀粉勾芡，放入樱桃，淋入香油，出锅盛盘(菇面向上)即成。

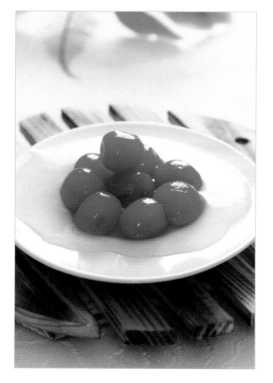

🍒 蜜汁樱桃

材料

樱桃500克，冰糖4小匙，白糖2大匙，蜂蜜100克，桂花适量。

做法

1. 将樱桃洗净，去蒂、核备用。
2. 锅置火上，加入少量清水，再放入蜂蜜、冰糖、白糖熬至溶液浓稠时，再放入樱桃、桂花煮沸，颠翻均匀即可。

孕 31 周：肺和消化器官基本形成

孕妈妈与胎宝宝的变化

母体变化

这时支撑腰部的韧带和肌肉会松弛，所以孕妈妈会感到腰痛。同时增大的子宫压迫膀胱会引起尿失禁。

胎宝宝变化

胎宝宝31周大了，重约1.6千克。此时胎宝宝的生长速度全面减慢，子宫空间变窄，羊水量逐渐减少。

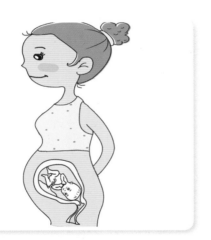

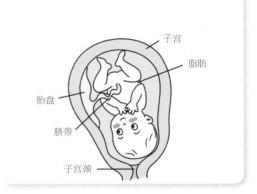

子宫
脂肪
胎盘
脐带
子宫颈

饮食宜忌

 宜 **奶制品**

孕妈妈每天大约需要1000毫克的钙。可以通过吃钙片获取，也可以通过吃食物来获取。紫菜、虾皮、油菜、菜花、牛奶都属于含钙高的食物。

 生海鲜 忌

生海鲜中容易滋生出细菌，无论是对孕妈妈还是胎宝宝发育都是有害的，甚至有些鱼中含有有害金属元素，不利于胎宝宝大脑的发育。

菠萝牛奶饭

材料

粳米500克，牛奶250克，菠萝片适量，鸡蛋黄75克，白糖50克，杏仁汁适量。

做法

1. 锅置火上，放入牛奶和白糖煮至沸腾，再加入粳米和适量清水煮熟。
2. 锅中加入鸡蛋黄搅匀，出锅装入碗内，放上菠萝片，浇入杏仁汁即可。

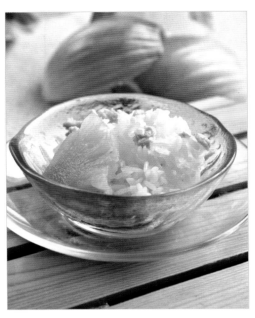

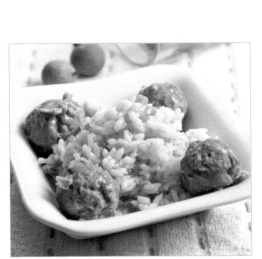

牛奶鸡肉饭

材料

米饭400克，鸡肉40克，猪肥膘30克，葱花、精盐、胡椒粉、牛奶、面包屑、粉汁、牛油各适量。

做法

1. 将鸡肉、猪肥膘均洗净，剁成泥，加入葱花、精盐、胡椒粉拌匀，再分4次淋入牛奶拌好，然后放入冰箱中冷冻30分钟左右备用。
2. 将肉泥制成4个球，裹匀面包屑，再放入热牛油锅中炸呈黄色，然后放入烤炉中烤5分钟左右，制成鸡球待用。
3. 将米饭盛入盘内，放入烤好的鸡球，浇上粉汁即可。

孕32周：活动变得迟缓

孕妈妈与胎宝宝的变化

母体变化

怀孕32周时，孕妈妈的体重会快速增长。随着胎宝宝的成长，腹部内的多余空间会变小，胸部疼痛会更严重，呼吸也越来越急促。

胎宝宝变化

现在胎宝宝的五种感官全部开始工作，他能炫耀一项新本领了——将头从一边转向另一边。他的内脏器官正在发育成熟，指甲全长出来了。

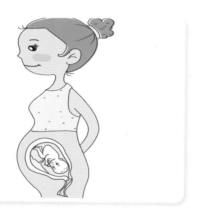

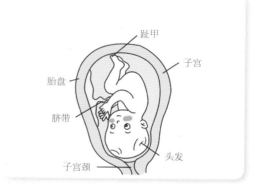

趾甲
子宫
胎盘
脐带
头发
子宫颈

饮食宜忌

宜 茭白

用茭白煎水代茶饮，可防治妊娠水肿。用茭白炒芹菜食用，可防治妊娠高血压综合征及大便秘结。

大补食物 忌

孕妈妈不能吃营养过于丰富的大补食物，比如人参、鹿茸、阿胶、燕窝等。

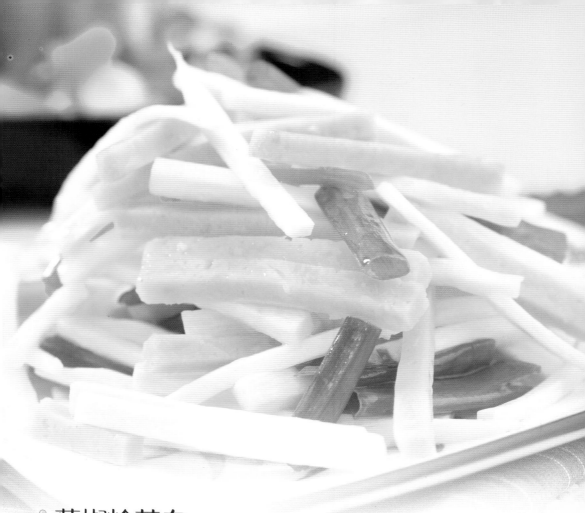

🥢 葱椒炝茭白

材料

茭白500克，火腿肠150克，葱段、姜块各20克，花椒10粒，精盐、白糖、酱油、料酒各1小匙，香油1/2小匙，植物油600克。

做法

1. 花椒洗净，放入小碗中，加入料酒浸泡透，捞出沥干；葱段、姜块分别洗净，一半切成丝，另一半同花椒一起剁成泥，放入小碗中。

2. 火腿肠切成小方条；茭白去皮、洗净，切成小方条，放入热油锅中滑至熟透，捞出沥油。

3. 锅留底油，下入葱丝、姜丝炒出香味，放入葱姜椒泥炒匀，再加入酱油、白糖、精盐炒匀。

4. 锅中放入火腿条炝炒至入味，淋入香油炒匀，装盘上桌即可。

孕妈妈与胎宝宝的变化

母体变化

这个时期，腹部的变化特别明显，又鼓又硬，使得肚脐都凸露出来。这时排尿次数会增多，而且有尿不净的感觉。

胎宝宝变化

羊水量达到了最高峰，并将一直维持到分娩，本周迅速发育使头大约增加了9.5毫米。现在胎宝宝没有多少活动空间了。

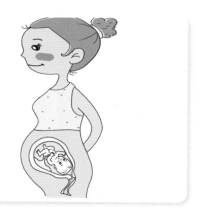

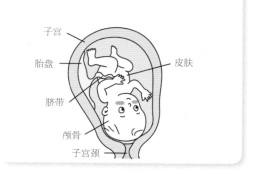

子宫
胎盘
皮肤
脐带
颅骨
子宫颈

饮食宜忌

宜

梨

吃梨可以清热降压。其性寒味甘酸，有清热利尿、润喉降压、清心润肺、镇咳祛痰、止渴生津的作用，可以缓解妊娠水肿及妊娠高血压综合征，但梨性寒应少吃。

忌

味精

主要成分是谷氨酸钠，血液中的锌与其结合后从尿中排出，进食过多味精可影响锌的吸收，会导致孕妈妈体内缺锌，不利于胎宝宝神经系统的发育。

桃梨焖牛肉

牛腿肉、牛肉清汤各500克，土豆100克，番茄200克，桃子、生梨各2个，葡萄干40克，植物油40克，精盐1小匙，葱末15克，胡椒粉1/5小匙，牛肉清汤适量。

做法

1. 将牛肉切方丁；桃子、生梨去皮去核剖成两片；番茄切丁；土豆切滚刀块；葡萄干洗净，备用。
2. 锅烧热后入植物油，待油温升到六成热，放入葱末略煸，放入牛肉丁煎至上色，放入番茄丁稍炒，倒入适量牛肉清汤(汤

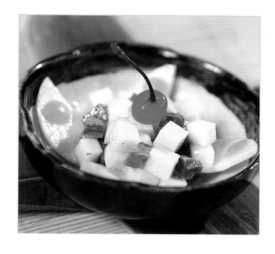

液不宜过多)，用旺火煮沸后，改用小火焖10分钟，放入桃子、生梨、土豆焖熟后，加入精盐、胡椒粉、葡萄干调好口味即可。

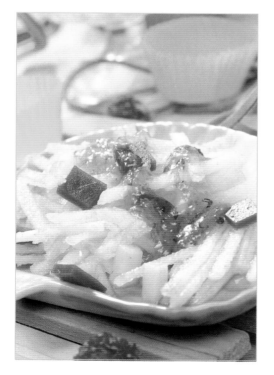

桂花拌梨丝

材料

梨300克，山楂糕20克，青梅5克，桂花3克，白糖4大匙。

做法

1. 将梨去皮、去核，用清水洗净，切成细丝，放入沸水锅中略烫一下，捞出过凉，沥干水分，放入盘中。
2. 将青梅、山楂糕分别切成小长片，备用。
3. 将桂花撒在梨丝盘中，再加入白糖拌匀，用青梅、山楂糕围边即可。

孕34周：头部开始朝向子宫

孕妈妈与胎宝宝的变化

母体变化

孕妈妈可能注意到手上的戒指紧了，或者手脚肿胀，这是因为液体积留，不要穿紧身衣。

胎宝宝变化

胎宝宝的免疫系统正在发育以抵御轻微的感染。胎宝宝现在太大了，已经不能漂浮在羊水里了，他的运动较以前缓慢。

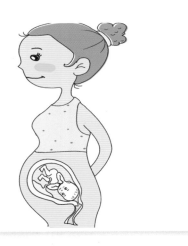

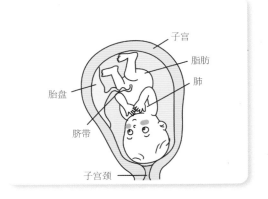

子宫
脂肪
肺
胎盘
脐带
子宫颈

饮食宜忌

 火龙果 ✔

膳食纤维能够有效调节胃肠功能，防止便秘的发生。孕妈妈在孕中后期很容易发生便秘。所以，孕妈妈吃火龙果可以有效预防便秘。

 营养过剩 ✘

孕期要保证母体和胎宝宝的营养需求，但营养过剩，也是不好的。因为孕妈妈营养过剩，容易造成胎宝宝过大，成为巨大儿（体重超过4000克），容易造成难产。

🍡 素炒火龙果

材料

火龙果1只，马蹄、西芹、芦笋各50克，胡萝卜、脆瓜各30克，精盐、味精、料酒各1/2小匙，白糖、水淀粉各少许，植物油3大匙。

做法

1. 将火龙果对半切开，挖出果肉、切片，果壳放入盆中制成盛器。
2. 将马蹄、西芹、胡萝卜、脆瓜洗涤整理干净，切片；芦笋洗净，切段待用。
3. 锅中加油烧热，先下入马蹄、西芹、胡萝卜、脆瓜、芦笋段略炒，再加入料酒、精盐、味精、

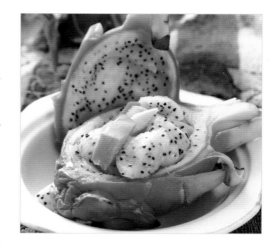

白糖略炒，然后加入少许清水，用小火煨煮1分钟，再放入火龙果片，用水淀粉勾芡，炒匀后装入果壳制成的盛器中即可。

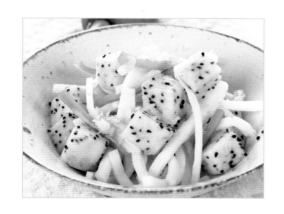

🍡 火龙果拌山药

材料

火龙果150克，山药、柿子椒各100克，蒜末10克，精盐1/2小匙，白糖1大匙，芝麻酱3大匙。

做法

1. 将山药洗净、去皮，切成细丝，放入沸水中焯烫一下，捞出沥干。
2. 火龙果去皮，用淡盐水洗净，切成小块；柿子椒洗净、切丝，放在盘中。
3. 将芝麻酱、白糖、精盐放入容器中调匀，再加入山药丝、火龙果块、柿子椒丝、蒜末调拌均匀，然后放入冰箱中腌制10分钟即可。

孕妈妈与胎宝宝的变化

母体变化

孕激素、松弛素分泌及胎宝宝的体重作用引起骨盆连接部扩张，为分娩做准备。可能感觉到这些部位有些不舒服。

胎宝宝变化

胎宝宝中枢神经系统正在发育成熟，消化系统基本发育完毕，肺通常也完全发育成熟。

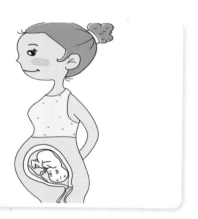

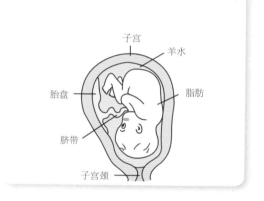

子宫　羊水　胎盘　脂肪　脐带　子宫颈

饮食宜忌

宜 橙子

橙子含丰富的维生素C，具有生津止渴、行气化痰、健脾温胃、消积食、清肠通便等作用。可预防胆囊疾病，增强毛细血管韧性，降低血中胆固醇，并能促进机体对药物的吸收。

忌 香肠

香肠中含有亚硝酸盐等化学成分，会对胎宝宝产生不好的影响。如果实在想吃，就自己买肉做香肠吃。

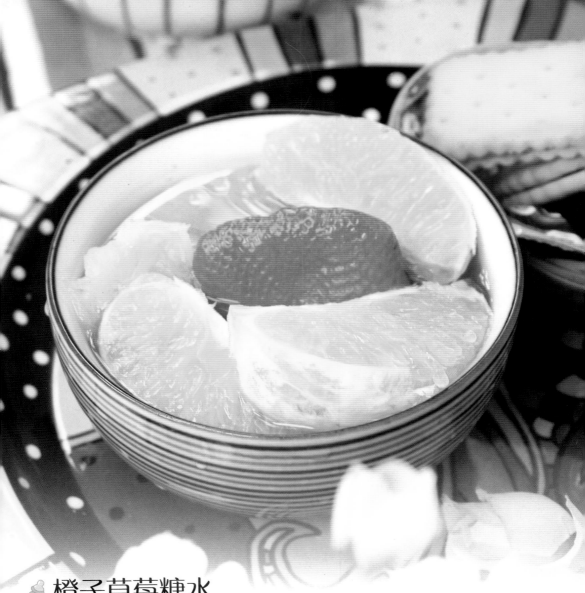

橙子草莓糖水

材料

橙子200克，草莓100克，冰糖、蜂蜜各适量。

做法

1. 橙子剥去外皮，分成小瓣，再去除筋膜，将大的一切两半。

2. 草莓去除蒂柄，用清水洗净，再捞出沥干，切成小块。

3. 净锅置火上，加入适量清水，先放入冰糖烧煮5分钟，再撇去表面浮沫，下入橙子块、草莓块，转小火续煮5分钟，然后放入蜂蜜调拌均匀即可。

孕36周：器官发育成熟

孕妈妈与胎宝宝的变化

母体变化

从现在直到分娩为止，最好每周做一次胎心监护产前检查，一旦发现胎宝宝有缺氧的现象，应立即吸氧。

胎宝宝变化

子宫的空间越来越小，因为受到限制，胎宝宝四处扭动的次数减少，但运动通常更有力和更明显。

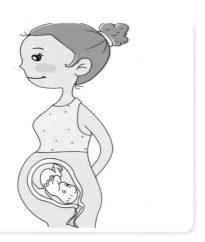

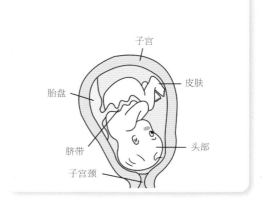

子宫

皮肤

胎盘

脐带

头部

子宫颈

饮食宜忌

宜　鲤鱼 ✔

鲤鱼有补脾健胃、利水消肿、通乳、清热解毒、止嗽的作用，鲤鱼血可治疗口眼歪斜；鲤鱼汤可治疗小儿身疮；鲤鱼对于孕期水肿、胎动不安有特别疗效。

忌　暴饮暴食 ✘

再营养、再可口的食物也不能一次吃得过多、过饱，否则会增加孕妈妈胃肠道、肝脏及肾脏的负担，也会给胎宝宝带来不良影响。

醋焖鲤鱼

材料

净鲤鱼1条(约1000克)，五花肉片、鲜笋段、青椒片、红椒片各50克，葱段、姜片、蒜末各15克，精盐、白糖、鸡精、米醋、水淀粉各1/2小匙，香油1小匙，植物油2大匙。

做法

1.将鲤鱼洗涤整理干净，放入沸水锅中，加入精盐、米醋焖煮15分钟，捞出装盘。

2.锅中加油烧热，先下入肉片煸香，再加入葱、姜、蒜、鲜笋、青椒、红椒炒匀，然后放入米醋、酱油、鸡精、精盐、白糖，添入清水略焖，再用水

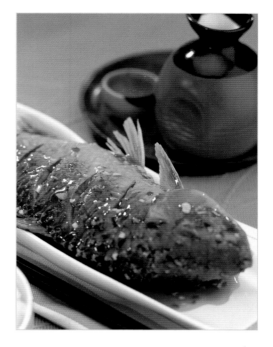

淀粉勾芡，淋入香油，出锅浇在鱼上即可。

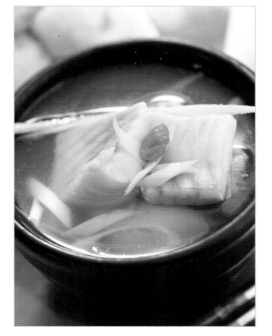

青蒜鲤鱼汤

材料

鲤鱼1条，青蒜2根，姜丝10克，米酒1小匙，精盐1大匙。

做法

1.鲤鱼去鳞，腮，切大块。

2.蒜苗洗净，斜切段。

3.将鱼、姜丝放入开水锅中煮，水开后再稍煮一会儿，加入米酒、精盐，撒下青蒜即可。

孕37周：形成免疫能力

孕妈妈与胎宝宝的变化

母体变化

随着预产期的临近，孕妈妈下腹部经常出现收缩或疼痛，甚至会产生阵痛的错觉。

胎宝宝变化

现在胎宝宝足月了，也就是说，他随时可以出生。如三维超声扫描所示，胎宝宝看起来像个新生儿。

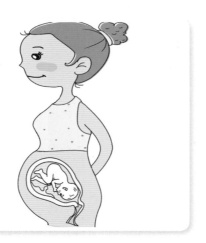

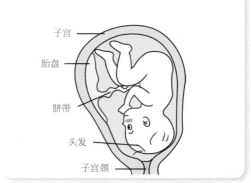

子宫
胎盘
脐带
头发
子宫颈

饮食宜忌

宜

丝瓜

丝瓜性温凉，含B族维生素、氨基酸、糖类、蛋白质和脂肪。对筋骨酸痛很有疗效，具有祛风化痰、凉血解毒及利尿作用，对孕妈妈手脚水肿、腰腿疼痛有一定功效。

忌

火锅

火锅的原料是羊肉、牛肉、猪肉，这些生肉片中都可能含有弓形虫的幼虫以及家畜或家禽的寄生虫。幼虫可通过胎盘感染胎宝宝，严重的会发生死胎，或影响胎宝宝脑的发育。

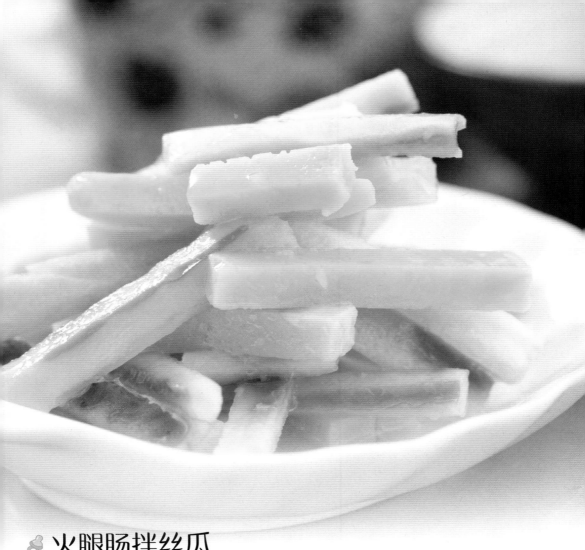

火腿肠拌丝瓜

材料

丝瓜500克，火腿肠75克，精盐、白糖各适量，味精1小匙，植物油1大匙，香油2小匙。

做法

1. 丝瓜洗净，削去外皮，从中间顺长对剖成两半，挖去瓜瓤，切成3厘米长的小条；火腿肠切成3厘米长、0.5厘米见方的条。

2. 在锅中加入清水、精盐、植物油烧沸，然后下入丝瓜条焯烫至熟透，捞出沥水。

3. 将丝瓜条放入大碗中，加入火腿肠条、精盐、味精、白糖，淋入香油拌匀即可。

孕38周：脑部和肺部开始工作

 孕妈妈与胎宝宝的变化

母体变化

此时孕妈妈比较容易焦虑、睡眠不足，使一些孕妈妈陷入抑郁。如果有这种感觉，要将感受告诉医生和家

胎宝宝变化

胎宝宝发育成熟了，随时准备出生。胎盘开始老化，给胎宝宝提供必需品的角色正在结束使命。

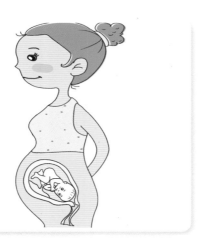

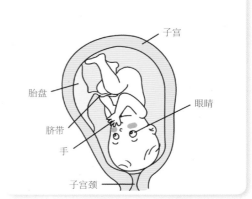

子宫

胎盘

脐带

手

眼睛

子宫颈

 饮食宜忌

宜 无花果 ✓	忌 松花蛋 ✗
无花果富含多种氨基酸、有机酸、镁、锌、硼及维生素等营养成分。有清热解毒、止泻通乳之功效，尤其对于痔疮便血、脾虚腹泻、咽喉疼痛、乳汁干枯等疗效显著。	松花蛋中含铅，孕妈妈慎食。如果一定要吃，最好少吃，在吃松花蛋时，可以蘸一点醋，醋能杀菌。

无花果龙骨煲

材料

干无花果5个，猪龙骨200克，黄豆15克，生姜10克，清水2杯，精盐4小匙，味精2小匙，白糖1小匙，胡椒粉少许。

做法

1. 无花果洗净，猪龙骨切成大块，生姜切片，黄豆用清水泡透。
2. 在瓦煲中，注入清水，加入龙骨、无花果、黄豆、生姜，煲40分钟。
3. 煲中调入精盐、味精、白糖、胡椒粉，同煲20分钟即可。

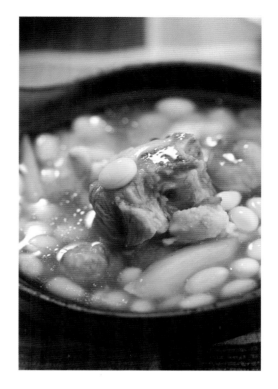

无花果乌梅糖水

材料

无花果100克，乌梅20克，冰糖10克。

做法

1. 将无花果与乌梅放入容器中，加入清水浸泡。
2. 将无花果、乌梅放入锅里，加适量清水煮30分钟。
3. 将冰糖放入锅中煮至完全溶化即可。

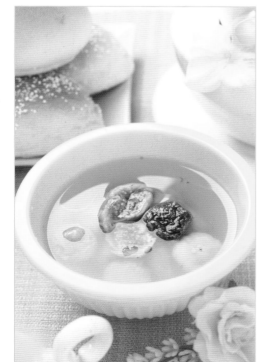

孕 39 周：肠道充满胎便

孕妈妈与胎宝宝的变化

母体变化

由于子宫占据了骨盆和腹部的大部分空间，孕妈妈整个身体会感到非常不舒服。

胎宝宝变化

胎宝宝准备出生的时候大部分胎毛已经褪去。他将胎毛连同其他分泌物吞进去，储存在肠道中。

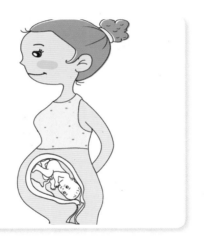

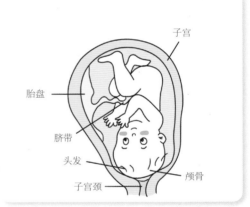

子宫

胎盘

脐带

头发

子宫颈

颅骨

饮食宜忌

 莴笋

莴笋中含有多种营养成分，尤其含矿物质钙、磷、铁较多，能助长骨骼、坚固牙齿。中医认为，莴笋有清热利尿、活血、通乳的作用，尤其适合产后少尿及无乳的人食用。

 牛蛙

孕妈妈最好不要吃牛蛙，牛蛙中有很多寄生虫，如果做不熟会对胎宝宝产生影响。

🐚 油泼莴笋丝

材料

莴笋500克，面酱500克，味精1小匙，白糖2大匙，植物油4小匙。

做法

1. 将莴笋去皮、洗净，切成小段，擦净水分，放入容器中，加入面酱拌匀腌制。
2. 每天翻动2次，待2天后取出，洗去酱料，切成小条，放入盘中，加入味精和白糖拌匀。
3. 锅置旺火上，加入植物油烧热，起锅浇淋在莴笋丝上，拌匀即可。

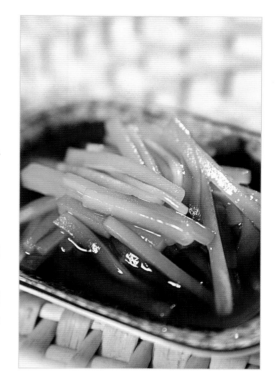

🐚 抓拌莴笋

材料

莴笋2根，香菜2根，辣椒1个，大蒜3粒，精盐1大匙，糖少许，辣椒油1大匙，胡椒粉、香油各适量。

做法

1. 莴笋去皮洗净切条；香菜、辣椒均洗净切末；大蒜去皮洗净切末。
2. 莴笋加精盐、糖、辣椒油、胡椒粉、香油及蒜末、辣椒末拌匀，再撒上香菜末即可。

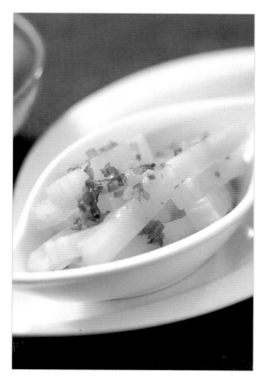

孕40周：准备好与大家见面

孕妈妈与胎宝宝的变化

母体变化

本周该分娩了，但只有约5%的胎宝宝按预产期出生。多半胎儿在预产期前后2周内分娩。

胎宝宝变化

在这段时期孕妈妈可能感觉不到他的活动。脐带长约51厘米，与胎宝宝从头到脚的长度差不多。

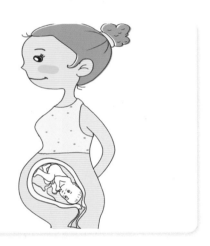

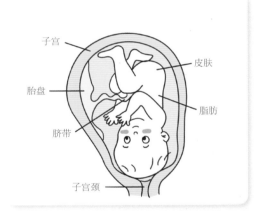

子宫　皮肤　胎盘　脂肪　脐带　子宫颈

饮食宜忌

 莲藕

能够健脾益胃，润燥养阴，清热生乳。产妇多吃莲藕，能及早清除腹内积存的瘀血，增进食欲，帮助消化，促使乳汁分泌，有助于对新生儿的喂养。

 甲鱼

虽然甲鱼具有滋阴益肾的功效，但是甲鱼性味咸寒，有着较强的通血络、散瘀血的作用，因此极易引起流产，孕妈妈还是忍住不吃为好。

牛肉莲藕黄豆汤

材料

　　牛肉400克，莲藕200克，水发海带100克，胡萝卜、黄豆各50克，牛肉400克，莲藕200克，水发海带100克，胡萝卜、黄豆各50克。

做法

1.将牛肉洗净，切成大块，再放入沸水锅中焯去血水，捞出冲净；莲藕去皮、洗净，切成小片；海带洗净，切成大块；胡萝卜去皮、洗净，切成小块；黄豆洗净，放入清水中泡发。

2.锅中加入适量清水，先下入牛

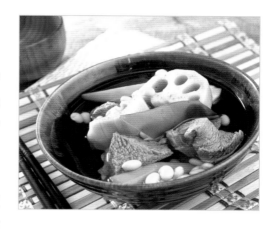

肉、莲藕、海带、胡萝卜、黄豆旺火烧沸，再转小火煲约1小时至熟烂，然后加入精盐调味即可。

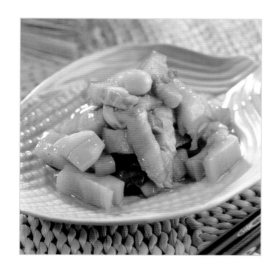

莲藕红烧肉

材料

　　五花肉、莲藕各500克，莲子20粒，红枣20克，蒜末、八角各5克，豆腐乳1块，水淀粉、料酒各1大匙，冰糖、植物油各3大匙。

做法

1.五花肉洗净，连皮切块，余烫后冲凉，沥干；莲藕洗净，切块；莲子去心备用。

2.在锅中加油烧热，爆香蒜末、八角，下入豆腐乳炒香，加入清水、料酒、冰糖、猪肉及莲藕烧沸。

3.在锅中加入莲子、红枣，转小火烧至肉烂，加入水淀粉勾芡即可。

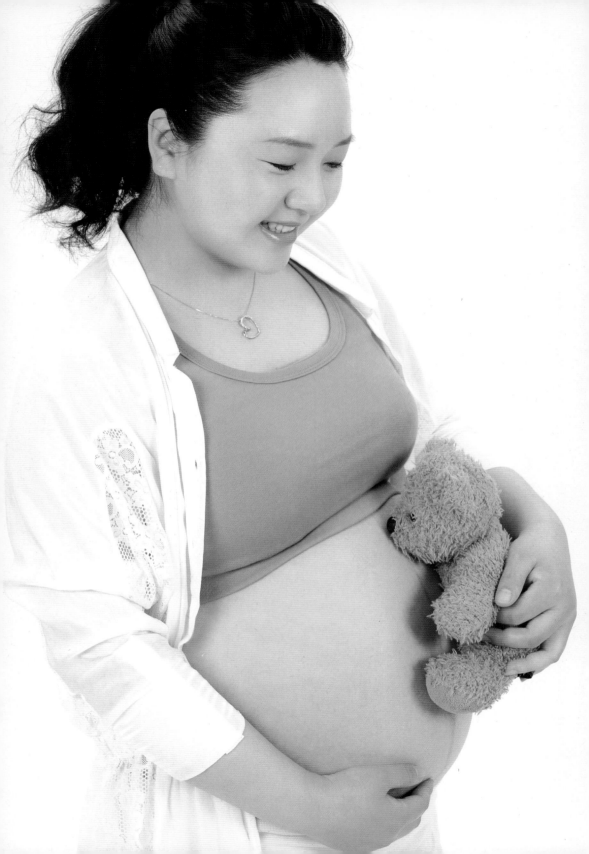

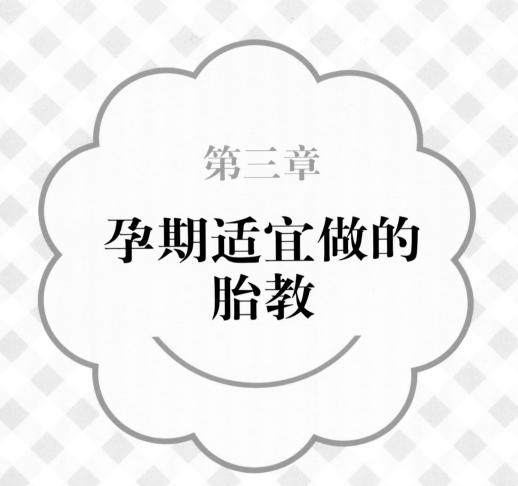

第三章

孕期适宜做的胎教

宜了解胎教

√宜了解胎教不是万能的

胎教指母体利用一定的方法和手段，刺激胎宝宝的感觉器官，以激发胎宝宝大脑和神经系统的有益活动，从而促进其身心健康发育。常见的胎教方法包括营养胎教、音乐胎教、环境胎教、联想胎教、美育胎教、情绪胎教、运动胎教、抚摸胎教、阅读胎教、对话胎教、光照胎教11种。可以说，胎教是在优孕和养胎的基础上，通过母亲对胎宝宝身心发展提供的良好影响，而对孩子的成长发育起促进作用，是集优生、优育、优教于一体的一门实用科学，但不是创造神话的手段。

√宜了解胎教从优孕开始

在妊娠的最初几周，你可能不知道自己已经怀孕。实际上，在这期间，胎宝宝的发育是最容易受到各方面影响的。最理想的安排就是保证自己身体健康，吃得好；准爸爸也要开始戒烟、戒酒，保证营养，这样才能使子宫内的胎宝宝得到足够的营养和保护，为日后的胎教做好准备。

√宜了解胎教的早期运用

1. 听音乐。音乐是胎教的良好选择，必须根据怀孕不同阶段选择不同的音乐曲目。妊娠早期，孕妈妈情绪容易波动，还可能产生不利于胎宝宝生长发育的忧郁和焦虑情绪。因此，这个时期孕妈妈适宜听轻松愉快、诙谐有趣、优美动听的音乐，使孕妈妈不安的心情得以缓解，在精神上得到安慰。孕妈妈最好不要听那些过分激烈的现代音乐。因为这类音乐音量较大，节奏紧张激烈，声音刺耳嘈杂，可使胎宝宝躁动不安，易引起神经系统及消化系统的不良反应，还可促进母体分泌一些有害的物质，危及孕妈妈和胎宝宝。

2. 睡眠。妊娠是非常辛苦的，孕妈妈易疲倦，总想睡觉，但不能整天躺着不动，应该劳逸结合，适度运动，才能促进胎宝宝发育。

3. 陶冶性情。情商培养除了采取听音乐、合理睡眠等形式外，还可采取一些其他形式，如参加画展、花展，欣赏阅读优美隽永的文章，以及学习一些能陶冶性情的知识或技能。孕妈妈每天播放一些欢快、优美动听的音乐或活泼有趣的儿歌、童谣，并跟着轻轻哼唱。

4. 孕妈妈还应多接触一些文学和艺术的美。欣赏一些人体摄影、人体绘画和人体塑像，以及阅读优美散文、童话等，还可以观摩动画片等，以此陶冶自己的情操，这对腹中胎宝宝的形体起着潜移默化的作用。使美妙的艺术融入胎宝宝的血肉之躯，形成真正的"天才"。因此，胎宝宝的情商培育应该尽早开始，有计划有步骤地正确进行。

胎宝宝出生后，脑神经细胞虽然不再增加，但脑的重量却迅速地增加。出生时，脑部的重量约400克，1年之后可增加1倍，达到800克。脑的重量与出生体重没有必然的关系，但会相互影响。

在怀孕期间，完全不顾腹中胎宝宝的健康，而毫无顾忌地吃喝玩乐，待胎宝宝出生以后，才猛然想到要对孩子进行才能教育，这不过是亡羊补牢的措施而已。怀孕时正是胎宝宝脑部发育的重要时期。因此，孕妈妈一定要相当谨慎、注意。怀孕的第二个月，胎宝宝还很小，身长仅有2~3厘米，体重也不过1~3克。然而，由于脑和脊髓细胞就占了80%，神经管的前端逐渐发达，因此，头部几乎就是整个身体的重量。在这个时候，孕妈妈一定要调整好心态，增进胎宝宝脑的发育。

专家坐诊：有许多父母采取一成不变的方式对待胎宝宝。长久下去，会对胎宝宝贻害无穷。长期被忽略的胎宝宝出生后将会变得性格猜疑、易怒、悲观，具破坏性，常感焦虑并有各种恐惧的幻想；能得到恰当的关爱的胎宝宝积极、乐观，对自己周围的一切都充满信心。

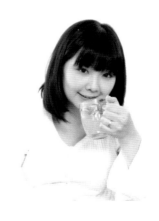

宜做音乐胎教

♀ √宜合理进行音乐胎教

音乐胎教是对胎宝宝智力开发具有特殊功能的一种方法，也是众多父母选择胎教最常用的一种方法。音乐胎教可从三方面进行：首先，是选择孕妈妈喜爱的音乐，以动听悦耳的轻音乐为主，在一天的某个时段播放，孕妈妈可以选一个舒适的位置，心情放松，随着音乐静静地聆听，优美的音乐能使孕妈妈分泌更多的乙酰胆碱等物质，改善子宫的血流量，从而促进胎宝宝的生长发育，还能使胎宝宝在子宫内更加安稳。其次，父母也可唱歌给胎宝宝听，要知道这种胎教方法是父母与胎宝宝建立最初感情的最佳通道，对胎宝宝是一种良好的刺激，能促使胎宝宝大脑健康发育。我们也可以选择一种专业的胎教传声器，使用时，选择噪声小、配器简单的音乐，在白天听轻松欢快的乐曲，使胎宝宝处于兴奋状态；晚上听柔美的曲子，使胎宝宝进入睡眠状态。

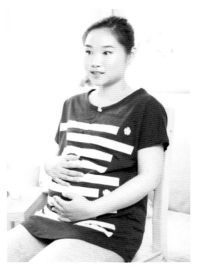

♀ √宜了解音乐胎教的方法

母唱胎听法

孕妈妈每天可以低声哼唱自己所喜爱的，有益于自己及胎宝宝身心健康的歌曲或戏剧，这是对胎宝宝最好的胎教，哼唱儿歌也是可以的。唱时孕妈妈要心情舒畅，富于感情，如同面对亲爱的宝宝，倾诉一腔柔爱。

音乐熏陶法

有音乐素养的人，一听到音乐就进入了音乐的世界。情绪和情感都变得愉快、宁静和轻松。孕妈妈可以每天定时欣赏一些名曲和轻音乐，如《春江花月夜》《江南好》等传统乐曲以及施特劳斯的《春之声圆舞曲》等。

宜进行胎教音乐鉴赏：《摇篮曲》

每当孕妈妈听到"睡吧，睡吧，我亲爱的宝贝……"这熟悉的旋律时，不禁会跟着一起哼唱，因为几乎每个人出生之后，都是在妈妈的怀抱中，听妈妈哼唱着《摇篮曲》长大的。孕妈妈通过《摇篮曲》，把自己的爱和对宝宝未来的希望深深地在宝宝的心灵中留下印记。这些爱和希望随着宝宝的慢慢长大，让宝宝感受到真善美的存在。

什么时间听

这首《摇篮曲》的旋律舒缓、深情。孕妈妈可以在睡觉之前听，随着轻柔的音乐，想象着腹中的胎宝宝，让胎宝宝在母爱的温暖下和孕妈妈一同进入梦乡，做着天使般的梦。当然，孕妈妈在心情烦躁的时候，也可以听一听，这首神奇的《摇篮曲》不仅能让胎宝宝安静地入睡，也可以让孕妈妈的心情变得平和。

边听边唱

孕妈妈也可以跟随音乐的节拍，轻轻地拍打着腹部，像轻拍宝宝入睡一样，相信胎宝宝可以感受到孕妈妈真挚的爱意。

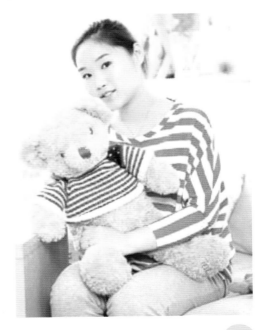

《摇篮曲》

舒伯特

睡吧，睡吧，我亲爱的宝贝，

妈妈的双手轻轻摇着你，

摇篮摇你，快快安睡，

夜已安静，被里多温暖；

睡吧，睡吧，我亲爱的宝贝，

妈妈的手臂永远保护你，

世上一切美好的祝愿，

一切幸福，全都属于你；

睡吧睡吧，我亲爱的宝贝，

妈妈爱你，妈妈喜欢你，

一束百合一束玫瑰，

等你醒来，妈妈都给你。

宜进行胎教音乐鉴赏：《圣母颂》

这首曲子是作曲家借它抒发感情和对未来的希望，就像孕妈妈借着这首曲子表达对胎宝宝的期望，对未来美好生活的向往。

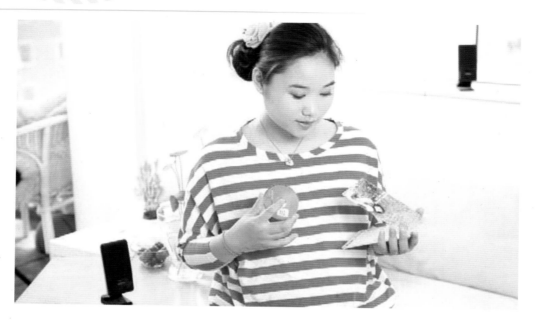

经典优美的乐曲

《圣母颂》这首曲子自始至终保持着一种高雅圣洁的氛围，会使孕妈妈仿佛置身于中世纪古朴而肃穆的教堂之中，肃然起敬。而《C大调前奏曲与赋格》的前奏曲部分则更加精美绝伦，集纯洁、宁静、明朗于一身，使孕妈妈更加怜爱自己的宝宝。

以这样一首《圣母颂》乐曲作为胎教音乐，确实恰如其分、广受欢迎。最难得的是，这首曲子的旋律十分优美，浑然天成，更能愉悦孕妈妈的情绪。

孕妈妈的情感投入

《圣母颂》这首曲子开始的前奏，采用了六连音的分解和弦造成一种感情上的起伏。孕妈妈在收听的时候情感也会跟着起伏。歌曲旋律优美、舒展、动人心扉，孕妈妈将自己最纯洁、最真挚的情感与曲子融为一体，恰到好处，听的人有心旷神怡的感觉，体会到这首曲子的新颖不俗的独特魅力。

当曲子到第八小节时，就到了感情碰撞的高潮，之后逐渐平静下来，再轻声呼唤圣母的名字。最后，整个乐曲结束。

♀ √宜进行胎教音乐鉴赏：《欢乐颂》

欢乐女神

圣洁美丽

灿烂光芒照大地

我们心中充满热情

来到你的圣殿里

你的力量能使人们消除一切分歧

在你光辉照耀下面人们团结成兄弟

你的力量能使人们消除一切分歧

在你光辉照耀下面人们团结成兄弟

欢乐女神

圣洁美丽

灿烂光芒照大地

我们心中充满热情

来到你的圣殿里

你的力量能使人们消除一切分歧

在你光辉照耀下面人们团结成兄弟

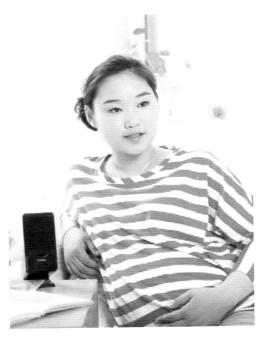

　　《第九交响曲》是大师贝多芬晚年的巅峰之作，创作于1819年到1824年。这是一首庞大的交响曲，充满了庄严的宗教色彩，气势辉煌，是人声与交响乐队合作的典范之作。《欢乐颂》是第四乐章，也是最为脍炙人口的合唱段落，常常被单独演唱。直到今天我们聆听到那耳熟能详的第四乐章《欢乐颂》时，依然深深地被气势恢宏的音乐所打动，同时也臣服于音乐中所透露出的大师那崇尚人性自由的道德观。

　　在《欢乐颂》那欢欣鼓舞的乐曲里，把管弦乐团里所有乐器和人声糅合在一起，化为一片对人性自由解放、世界大同博爱的赞美呼声，把整个第四乐章，乃至《第九交响曲》推向极致，推向欢乐的海洋！

　　这支著名的乐曲，节奏明快简单，歌词易理解、朗朗上口，或许这就是大师的暗示：最崇高美好的事物往往出现在最平常的地方（这也是后人无法超越《第九交响曲》的原因所在）。

宜做语言胎教

对书刊画册的语言讲解要视觉化，不仅仅是朗读，还要更具体地传递给胎宝宝。例如图画上画着一只美丽的大公鸡，孕妈妈就可以对胎宝宝描述："这是一只美丽的公鸡，它全身披着彩色的羽毛，神气地昂着头，骄傲得就像一个国王。瞧，一些母鸡悠然地踱着步，跟在美丽的公鸡身后。"为了更好地实施语言胎教，不妨有选择地挑一些有趣的话题通过感官和语言传递给胎宝宝，以刺激胎宝宝的思维和好奇心。

讲故事

如果想给胎宝宝讲故事的话，孕妈妈必须把腹内的胎宝宝当成一个大孩子，娓娓动听地述说。亲切的语言将通过语言神经传递给胎宝宝，使胎宝宝不断接受客观环境的影响，在不断变化的文化氛围中发育成长。

讲故事时孕妈妈应选择一个自己感到舒服的姿势，精力要集中，吐字要清楚，声音要和缓，应以极大的兴趣绘声绘色地讲述故事的内容。内容不宜过长，要有趣，切忌引起恐惧和悲伤。除此之外，还可给胎宝宝朗读一些轻快活泼的儿歌、诗歌、散文以及顺口溜等。

看画册

与胎宝宝一起"看"画册，可以培养胎宝宝丰富的想象力、独创性以及进取精神，是很有效的一种胎教方法。孕妈妈看画册时，可选那些色彩丰富、富于幻想的图画，用富于想象力的语言以讲故事的形式表达出来。要努力把感情倾注于故事的情节中，通过语气、声调的变化使胎宝宝了解故事是怎样展开的。

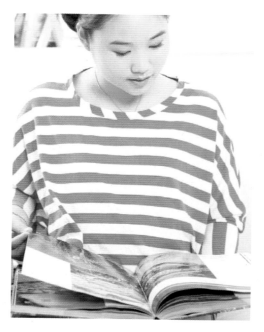

宜了解胎宝宝喜欢听妈妈的声音

胎宝宝喜欢听孕妈妈的声音，不但听得清楚，而且觉得很舒服。孕妈妈温柔的声音对即将出生的胎宝宝是一种舒服的刺激，可以安抚胎宝宝的心情。为了胎宝宝，孕妈妈应经常耐心、温柔地对胎宝宝说话。

用自己的声音安慰胎宝宝

给胎宝宝讲述一些美丽的小故事，和他一起沉浸在童话般的遐想中，让胎宝宝感觉到妈妈的温柔和深情，感受到妈妈爱自己的心情；孕妈妈还可以给胎宝宝朗诵一首小诗歌或给胎宝宝唱一首歌谣，让胎宝宝充分感受妈妈声音的柔美和动听，永远记住妈妈的声音；给胎宝宝讲述自己一天的生活，闲暇时和胎宝宝谈心聊天，告诉胎宝宝今天妈妈都做了些什么事情，经常盼望胎宝宝的到来。

胎宝宝虽然听不懂孕妈妈说的意思，但是从孕妈妈声音的高低、强弱可以敏感地感觉到孕妈妈的心情。柔美的声音传到胎宝宝耳朵里可以刺激胎宝宝向着积极健康的方向发育，高声的斥责声则会影响到胎宝宝的情绪和发育。为了避免给自己腹中的胎宝宝造成不良影响，孕妈妈在此期间千万不能生气，也不要高声斥责，要努力克制自己，让胎宝宝听到的是孕妈妈温柔优美的声音。

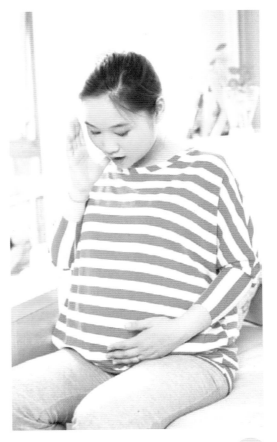

什么是"高域衰减"

外界声音通过孕妈妈腹部皮肤、脂肪、子宫、羊水传到胎宝宝的耳朵里，因此高音传到胎宝宝处要比实际声音低得多。外界的声音透过腹部，如同把门关起来听声音一样，专业术语称这一现象为"高域衰减"。

宜做故事胎教

《三个和尚》

从前有一座山，山上有座小庙，庙里有个小和尚。他每天挑水、念经、敲木鱼，给案桌上观音菩萨的净水瓶添水，夜里不让老鼠来偷东西，生活过得既安稳又自在。

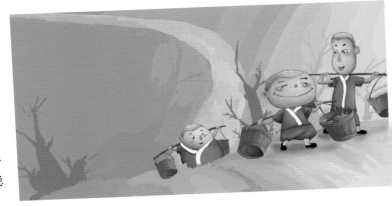

不久，庙里来了个高和尚。他一到庙里，就把半缸水喝光了。小和尚叫他去挑水，高和尚心想一个人去挑水太吃亏了，便要小和尚和他一起去抬水，两个人只能抬一只水桶，而且水桶必须放在扁担的中央，两人才心安理得。这样总算还有水喝。

后来，庙里又来了个胖和尚。他也想喝水，但缸里没水。小和尚和高和尚叫他自己去挑，胖和尚挑来一担水，立刻独自喝光了。从此谁也不挑水，三个和尚就没水喝了。

大家各念各的经，各敲各的木鱼，观音菩萨面前的净水瓶没人添水，花草也枯萎了，夜里老鼠出来偷东西，谁也不管，结果老鼠猖獗，打翻了烛台，燃起了大火。三个和尚这才一起奋力救火，大火被扑灭了，他们也觉醒了。

从此三个和尚齐心协力，水自然就更多了。

> 我的宝贝，我们每个人都生活在集体中，不能只考虑自己的得失，而忽略了集体的力量。只有集体中的每个成员都发挥自己的能量，才能使整个集体强大起来。

《龟兔赛跑》

有一天，兔子碰见乌龟，笑眯眯地说："乌龟，咱们来赛跑吧！"

乌龟知道兔子在拿它开玩笑，瞪着一双小眼睛，不理也不睬。

兔子知道乌龟不敢跟它赛跑，乐得摆着耳朵直跳，还编了一支山歌笑话它：乌龟、乌龟爬爬，一早出门采花，乌龟、乌龟走走，傍晚还在门口。

乌龟听了很生气，说："兔子，你别得意，咱们现在就来赛跑。"

兔子一听，差点笑破了肚皮："乌龟，你真敢跟我赛跑？那好，咱们从这儿跑起，看谁先跑到山脚下的那棵大树。预备！一、二、三、开跑！"兔子撒开腿就跑，一会儿工夫就跑得很远了。

兔子回头一看，乌龟才爬了一小段路呢！心想：乌龟敢跟我赛跑，真是天大的笑话！我呀，在这儿睡上一大觉，让它爬到这儿，不，让它爬到前面去吧，我三蹦两跳就追上它了。于是，兔子把身子往地上一歪，合上眼皮，真的睡着了。

再说乌龟，爬得也真慢，可是它一个劲儿地爬呀、爬呀，等它爬到兔子身边时，已经累坏了。兔子还在睡觉，乌龟也想休息一会儿，可是它知道兔子跑得比它快，只有坚持爬下去才有可能赢。于是，它不停地往前爬呀爬，离大树越来越近了，只差几十步了，十几步了，几步了，终于到了！

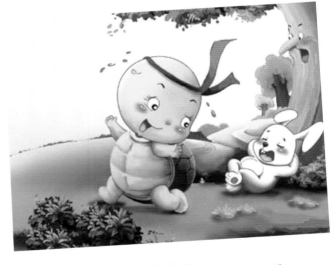

兔子呢？它还在睡觉呢！兔子醒来后往后一看，咦？乌龟怎么不见了？再往前一看，哎呀，不得了了！乌龟已经爬到大树底下了。这下兔子可急了，急忙赶上去可已经晚了，乌龟已经赢了。

宝贝，也许你在某些方面不如别人，但是千万不能轻言放弃，只要肯付出努力，持之以恒地坚持下去，一定可以获得成功。

宜做手工胎教

💡 捏螃蟹

孕妈妈在粘贴螃蟹腿的时候可能会粘贴不上，可以使用牙签进行辅助，使其粘牢。

步骤1：

取白色、红色、黑色彩泥各一块。

步骤2：

将红色彩泥做成圆形身体和眼睛。

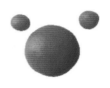

步骤3：

用白色的彩泥做出眼白，用黑色的彩泥做出黑眼珠。

步骤4：

用红色的彩泥捏成三角形，用剪刀剪一下，做成钳子。

步骤5：

搓出6个圆形当作螃蟹的爪子。

步骤6：

将各部分粘贴在一起，完成。

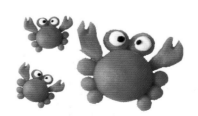

🎈折蘑菇

在折叠蘑菇的过程中要注意步骤5，最后还要画出蘑菇的斑点。

步骤1：

准备一张正方形纸，沿虚线向箭头方向折。

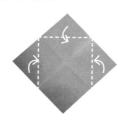

步骤2：

沿虚线向箭头方向折。

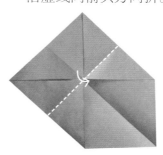

步骤3：

两角向后折。

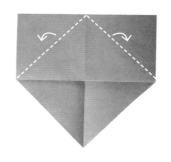

步骤4：

翻过来，将里层的两角向中心折。

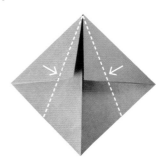

步骤5：

将上下两角向箭头方向折。

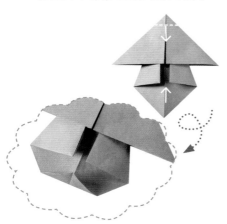

步骤6：

画上蘑菇的斑点，完成。

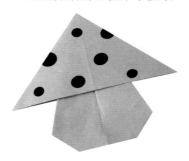

宜做运动胎教

腹肌运动

锻炼支持子宫的腹部肌肉。

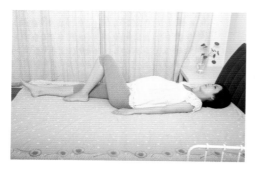

1. 单腿屈起、伸展、屈起，左右腿各10次。

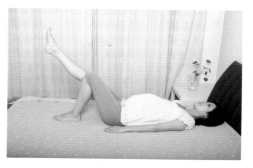

2. 双膝屈起，单腿上抬，放下，上抬，放下，左右腿各10次。

猫姿运动

这是振动骨盆的运动，可以缓解腰痛，还可以锻炼腹部肌肉。

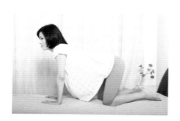

1. 趴下，手与双膝分开。

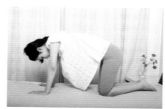

2. 边吸气边拱起背部，头部弯向两臂中间，直至看到肚脐。

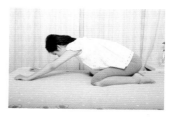

3. 边呼气边恢复到"1"的姿势，边吸气边前抬上身。边呼气边后撤身体，直至趴下。

骨盆运动

放松骨盆的关节与肌肉，使其柔韧，利于自然分娩。

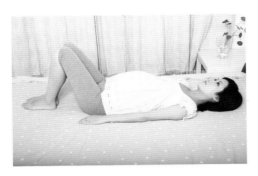

1. 仰卧位，后背紧贴床面，双膝直立，脚心和手心平放床上。

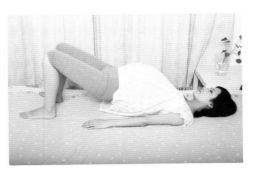

2. 腹部向上突起呈弓形，默数10下左右，再恢复原位。

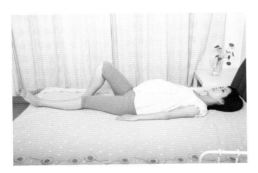

3. 单膝屈起，膝盖慢慢地向外侧放下，左右腿各做10次。

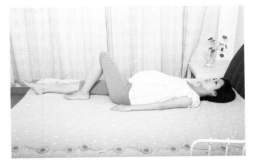

4. 待膝盖从左侧恢复原位后，再次向左倾倒，反复多次后，再换另一条腿做同样动作。

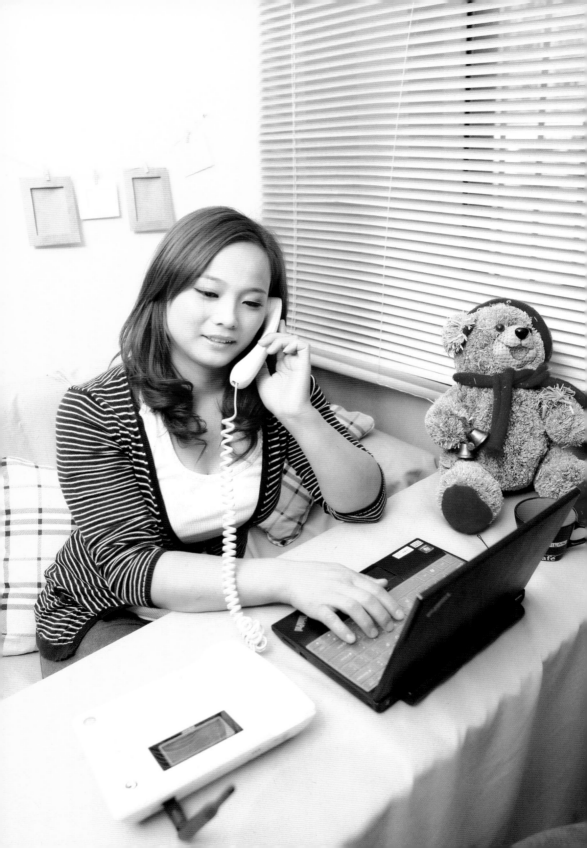

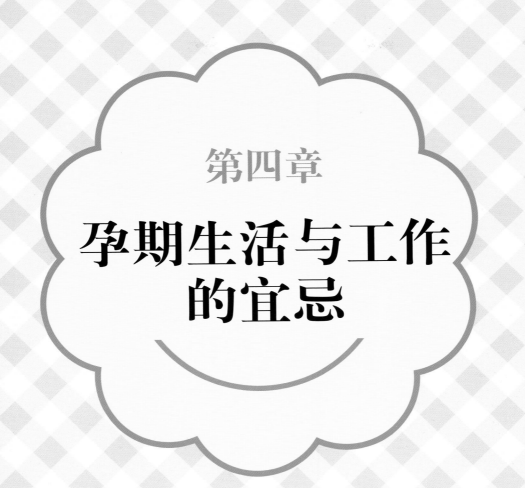

第四章

孕期生活与工作的宜忌

孕期生活起居宜忌

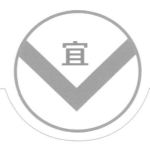

✓宜使用电脑后及时清洁手和脸

孕妈妈养成这种好习惯，可以有效避免暴露着的肌肤色素沉着、产生斑疹或引起其他皮肤病变等。

✓宜了解安全隐患在电脑的后面

这是因为电脑的后面辐射强度最大，左右两面次之，相对其他三面，正面的辐射反而最弱。所以，规避电脑辐射的重点是看工作、生活中常常逗留的地方是否有电脑其他三面正对着孕妈妈这样的安全隐患存在。

✓宜了解防辐射服

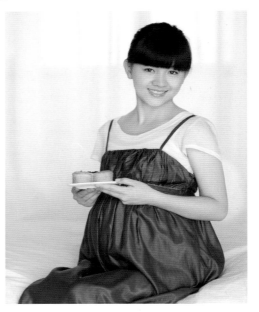

目前市面上制作防辐射服的面料主要有两种，即不锈钢纤维和碳素纤维。从防辐射的角度来讲，前者优于后者。所以，孕妈妈在购买时要注意面料的区分。

为了减少对防辐射效果的影响，建议尽量少洗为宜。在洗涤的过程中水温不能超过90℃，可使用中性的洗涤剂（不可漂白或使用带有漂白成分的洗涤剂）轻揉手洗。洗后不要拧干，要直接悬挂晾干。熨烫时要用中温或参考衣服上的标记。

✕忌孕期睡电热毯

电热毯通电后便产生一种磁场，这种磁场会影响胚胎细胞的正常分裂，导致胎宝宝畸形。对电磁场最敏感的是胎宝宝骨骼细胞，故胎宝宝出生后，其骨骼易发生畸形。

孕妈妈在怀孕初期受热，就会造成胎宝宝脑细胞死亡，影响其大脑的发育，使出生后的婴儿智力低下。电热毯越热，电磁场对胎宝宝的影响就越大。孕早期使用电热毯还是造成流产的危险原因之一。

✕忌孕妈妈睡软弹簧床垫

软弹簧床垫目前已经是家庭常用的卧具，一般人睡软弹簧床垫，有柔软、舒适之感，但孕妈妈则不宜睡软弹簧床垫。这是因为：

1. 易致脊柱的位置失常。孕妈妈的脊柱较正常人腰部前曲更大，睡软弹簧床垫及其他高级沙发床后，会对腰椎产生严重影响。仰卧时，其脊柱呈弧形，使已经前曲的腰椎小关节摩擦增加；侧卧时，脊柱也向侧面弯曲。长此下去，使脊柱的位置失常，压迫神经，增加腰肌的负担，既不能消除疲劳，又不利于生理功能的发挥，并可引起腰痛。

2. 不利翻身。软弹簧床垫太软，孕妈妈深陷其中，不容易翻身。同时，孕妈妈仰卧时，增大的子宫压迫着腹主动脉及下腔静脉，导致子宫供血减少，对胎宝宝不利，甚至出现下肢、外阴及直肠静脉曲张，有些人因此而患痔疮。右侧卧位时，上述压迫症状消失，但胎宝宝可压迫孕妈妈的输尿管，易患肾盂肾炎。左侧卧位时上述弊端虽可避免，但可造成心脏受压，胃内容物排入肠道受阻，同样不利于孕妈妈健康。

因此，孕妈妈以睡棕绷床或硬床上铺约9厘米厚的棉垫为宜，并注意枕头松软，高低适宜。

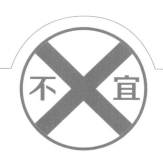

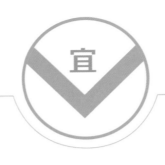

宜

♀ √宜让自己从头美到脚

孕妈妈在怀孕期间，要给予自己头发、皮肤、牙齿、脚特别的呵护。要知道怀孕的女人也可以很美。

秀发的护理

孕妈妈要勤洗头，少梳头，减少油脂的分泌。当头发枯燥时，要适量给头发做些营养，每周一次即可。对于孕妈妈来说，最好保持简单易梳理的发型。

牙齿护理

孕妈妈每天至少要刷两次牙。牙刷要选用软毛的，这样不容易引起牙龈出血。当不能刷牙时，咀嚼无糖口香糖也能防止产生嗜菌斑。

面部护理

对手面部的护理，昂贵的护肤品并不重要，保持始终如一的清洁，皮肤的健康才是最关键的。孕妈妈每天至少要清洗面部一次，选用适合自己肤质的洁面乳，最好不要用肥皂。

减少妊娠纹

孕妈妈在孕期要适量饮食，避免体重增加过快，产生妊娠纹。在乳房和肚皮上要经常用乳液或维生素E油按摩，以增加皮肤的弹性。

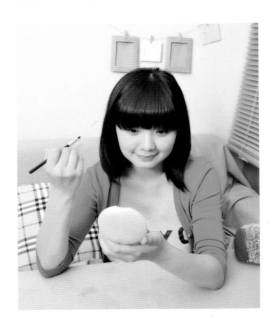

✕ 忌孕妈妈用的化妆品

增白霜

增白及祛斑类除色素化妆品中，一般都含有无机汞盐和氢醌等有毒的化学药品，经常接触汞，染色体畸变率升高。

指甲油

指甲油中含有硝化纤维、丙酮、乙酯、丁酯、苯二甲酸、增塑剂等，这些化学物质对人体有一定的毒性作用，甚至会影响胎宝宝的健康。

染发剂

据国外医学家调查，染发剂不仅可以使孕妈妈患皮肤癌，还可以导致胎宝宝畸形。所以孕妈妈不宜使用染发剂。据有关资料报道，染发剂对胎宝宝有致畸、致癌作用。

口红

口红多含有油脂、蜡黄、颜料等。油脂为羊毛脂，是一种天然的动物脂肪，是从漂洗羊毛的废液中提炼回收的。它能渗入人体皮肤，具有较强的黏合性，可以吸附空气中飞扬的尘埃、各种金属分子、细菌和病毒，经过口腔进入体内，一旦抵抗力下降就会染病。其中有毒、有害物质以及细菌和病毒还能通过胎盘对胎宝宝造成威胁。

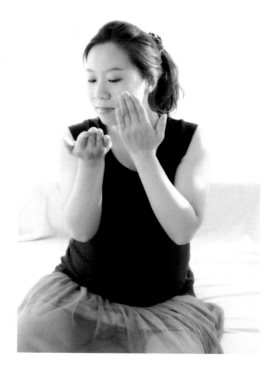

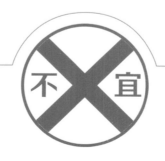

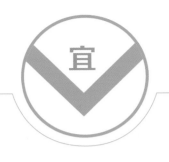

宜

宜了解沐浴用品要温和无刺激

沐浴用品的选择，应该遵循中性、无刺激性、无浓烈香味、具保湿性质的原则，以免伤害孕妈妈敏感的肌肤。不要使用香味太过浓烈的沐浴用品，因为其不但刺激性较强，闻起来也会不舒服，容易造成头晕；另外，浴室内也不要放置芳香剂，因为对孕妈妈及胎宝宝都有刺激性，只需将浴室打扫干净、没有异味即可。

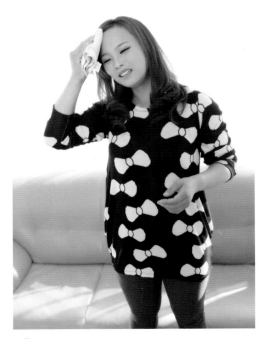

宜注意洗澡水的温度不能太高

据临床测定，孕妈妈体温较正常人上升2℃时，就会使胎宝宝的脑细胞发育停滞；如果上升3℃，则有杀死脑细胞的可能。而且因此形成的脑细胞损害，多为不可逆的永久性损害，胎宝宝出生后可出现智力障碍，甚至可造成胎宝宝畸形，如小眼球、唇裂、外耳畸形等，所以孕妈妈洗澡时，水温一定不能太高，应掌握在38℃以下，并最好不要坐浴，避免热水浸没腹部。

宜切记洗澡注意安全

浴室的安全防滑设备必须完善，可以在浴室地板铺上防滑垫，并定期清洗，以免隐藏太多污垢；墙壁四周要设置稳固的扶手；洗脸槽安装要稳固；浴室内尽量减少杂物，例如，椅子、盆等，以免绊倒；若须放置则靠边集中放好。

✕忌频繁清洗阴道

　　怀孕后阴道上皮通透性增高，宫颈腺体分泌增多，所以白带增多。阴道上皮内糖原积聚，经阴道杆菌作用后变为乳酸，使阴道的酸度增高，不利于致细菌的生长，可防止细菌感染。有些人不知道这些原因，以为白带增多是由于阴道炎而引起的。因此在清洗外阴的同时清洗阴道，致使阴道固有的酸性环境被破坏，增加了阴道感染的机会。

> 　　阴道感染后可上行感染至宫腔，造成宫腔感染，致使胎宝宝宫内感染或流产。正确的方法是每日用温水清洗外阴部即可，不必清洗阴道。

✕忌忽视滴虫性阴道炎

　　一旦孕妈妈患了阴道滴虫病，往往继发其他细菌感染，感染可由阴道上行蔓延到子宫腔，进一步引起宫腔感染。在孕早期感染容易引起流产、胎宝宝发育畸形，孕中期感染可引起绒毛膜发炎，造成胎膜早破、胎盘早剥，同时通过胎盘直接引发胎宝宝感染。

滴虫性阴道炎的预防

1	要注意孕期卫生，不要去不正规的游泳场所、洗浴场所
2	用过的内裤、浴巾及洗浴用盆，采取5～10分钟的煮沸消毒
3	发现感染阴道炎后，不要自行服药，要及时咨询医生

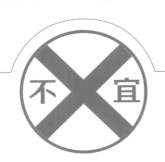

宜了解孕妈妈服饰的选择

背带裤

背带裤是现代孕妈妈较为喜欢的一种裤装。春夏时节，长裙较为合适，而秋冬季节最好穿长裤。但要注意，紧身裤不论什么季节都不适合穿着。

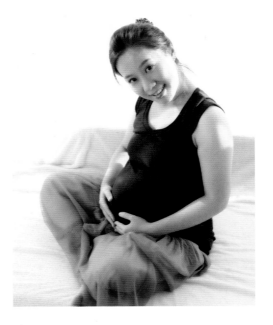

鞋子的选择

首先要考虑安全性，选择鞋子时应注意以下几点：

按照上述条件，高跟鞋、容易脱落的凉鞋等都不适宜。跟太低的鞋子也不好，震动会直接传到脚上。随着怀孕时间的增加，脚心受力加重，会形成扁平足状态，这是造成脚部疲劳、肌肉疼痛、抽筋等的原因。可用2～3厘米厚的棉花团垫在脚心部位作为支撑，这样就不容易疲劳。到了怀孕晚期，脚部水肿，要穿稍大一些的鞋子。

孕妈妈最好不要穿高跟鞋，坡跟鞋的款式对孕妈妈来说倒是很适合，不过鞋跟的高度应为2～3厘米。最好选择平底鞋或者是运动鞋，既舒适又安全，孕妈妈可以打扮，但要适度。

⚠ ✕忌选择过紧的内衣

内裤

　　不要选择过紧的内裤，最好选择能把腹部完全遮住、易于穿脱的内裤。并且孕期容易出汗，阴道的分泌物也会增多，所以要选择具有良好透气性、吸湿性强、容易洗涤的材料制品。冬季时，考虑到保温，最好选用纯棉的。并且内裤不要用松紧带勒紧腹部和大腿根，否则对孕妈妈和胎宝宝都不利。

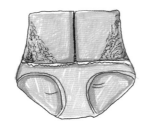
覆盖式内裤

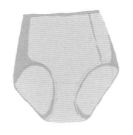
固定式内裤

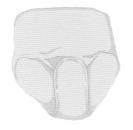
下开口式内裤

胸罩

　　胸罩不要选择过小的，应选择前开扣式的，这样在检查时、喂奶时都比较方便。也可以选择有伸缩性的布料，从下向上戴的，以及肩带式或比较肥大的乳罩。

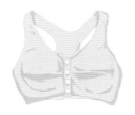
前开扣式胸罩

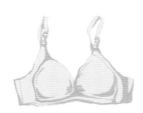
上开扣式胸罩

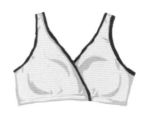
无开扣式胸罩

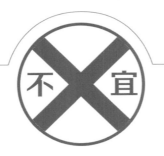
不✕宜

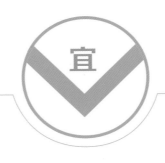

♀ √宜了解怎样进行孕期性生活

很多孕妈妈对于孕期的性行为有不少疑问与困惑，但只要不过于激烈的话，孕中期进行性生活是没问题的。只是，为防止容易导致流产、破水、细菌感染等症状，要注意准备好安全套。此外，尽管理论上可以进行性生活，但还是不能和怀孕前一样。孕期阴道充血导致易出血，所以要避免将手指伸入阴道的激烈爱抚和结合时插入过深的体位。

在腹部发胀或阴道出血时，都要节制性生活。在性生活时出现腹部发胀，就要中止，并安静地休息。

♀ √宜了解正确的性生活体位

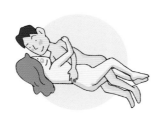

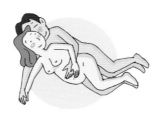

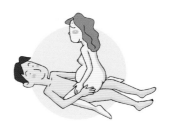

前侧位：腿交错着互相拥抱着。不进行腹部的压迫，结合较浅，可保证孕妈妈腹部安全。

侧卧位：侧卧着，从后面抱住的体位。孕妈妈的身体伸展着，不用担心出现压迫腹部的情况发生。

前坐位：相对坐着的体位。可以依据情况调节的深浅程度，是对于孕妈妈来说更舒适的一种体位方式。

✕忌去繁闹、密闭、人群密集的场所

首先，与他人的频繁接触会增加孕妈妈感染病毒的机会。有些病毒感染会导致胎宝宝各种先天性畸形，还会造成流产、早产、死胎等。

其次，密闭场所空气中的一氧化碳、二氧化碳和尼古丁等含量很高，孕妈妈若常在这样空气污染严重的环境中逗留，一定会受到危害，易造成胎宝宝的天生性缺损。

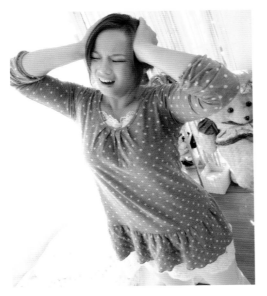

另外，繁闹的场所噪声大，有的甚至达到100分贝左右。孕妈妈若常常处在噪声环境中，会使听力下降、血压升高、激素分泌紊乱，直接影响胎宝宝的生长发育。

医学研究表明：孕妈妈经常在强噪声环境中，胎宝宝的内耳就会受到损伤，出生后的听觉发育也会受影响，甚至会伤害脑细胞，使出生后的孩子大脑不能正常发育，造成智力水平低下。所以，听音乐随音乐轻轻活动可以，但不要去舞厅等场所，可以在家里或环境安静、整洁、优雅的环境中进行活动，这样既能使孕妈妈放松，又能使胎宝宝得到音乐胎教。

✕忌看刺激性影视作品

孕妈妈不要观看恐怖或带有大量暴力场面的影视作品，孕妈妈心理及精神上的压力和紧张情绪会影响胎宝宝的发育，孕妈妈一定要避免过度的精神刺激。

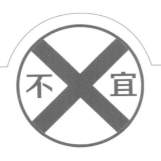

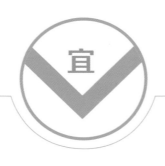

宜

⚙️√宜知预防妊娠纹产生的诀窍

孕妈妈皮肤内的胶原纤维因激素紊乱而变得很脆弱，当女性怀孕超过3个月时，增大的子宫突出于盆腔，向腹部发展，腹部开始膨隆，皮肤组织过度牵拉，胶原纤维逐渐断裂，在腹部的皮肤上出现了粉红色或紫红色的不规则纵行裂纹。产后，断裂的胶原纤维逐渐得以修复，但难以恢复到怀孕前的状态，皮肤上的裂纹逐渐褪色，最后变成银白色，即妊娠纹。妊娠纹与遗传因素有关，如果母亲留下了很深的妊娠纹，自己一定要注意预防。

做一些轻便的家务

轻便的家务活有助于产后身体康复，在床上做仰卧位的腹肌运动和俯卧位的腰肌运动，对减少腹部、腰部、臀部脂肪有明显效果。

使用专业抗妊娠纹乳液

从怀孕初期到产后1个月，每天早晚取适量抗妊娠纹乳液涂于腹部、髋部、大腿根部和乳房部位，并做圆形按摩，使乳液完全被皮肤吸收，可减少皮肤的张力，增加皮肤表层和真皮层的弹性，让皮肤较为舒展，可减少妊娠纹的出现。

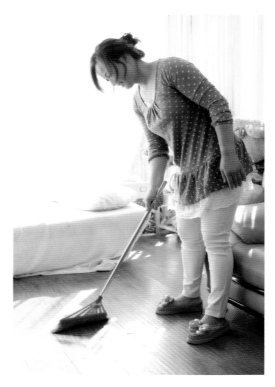

♀ ✕忌孕妈妈使用清凉油与阿司匹林

清凉油中含有樟脑，而樟脑经皮肤吸收对人体有一定的危害。若孕妈妈用了樟脑制剂，樟脑可通过胎盘屏障危及胎宝宝，甚至造成胎宝宝死亡。因此，孕妈妈特别是在怀孕头3个月内不要使用清凉油，也要避免接触含樟脑成分的各种制剂。

长期服用阿司匹林的不良反应也是不容小视的：

1. 损伤胃肠道。超剂量或长期服用阿司匹林，可以导致胃溃疡恶化或诱发胃溃疡。

2. 干扰凝血机制。服用一般剂量阿司匹林，能够抑制血小板聚集，延长出血时间，但是大剂量或长期服用，虽然能够抑制凝血酶原形成，但会延长凝血酶原形成时间，造成肝损害。患有低凝血酶原血症、维生素K缺乏和血液病症的人禁用。

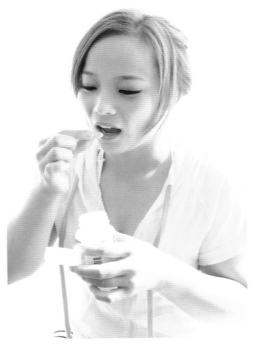

3. 诱发或加重哮喘。阿司匹林对前列腺素合成有抑制作用，可以间接地诱发或加重哮喘。

4. 影响听觉。超剂量服用阿司匹林，能够引起可逆性耳聋、耳鸣、听力减退，并加重噪声对听力的损害。

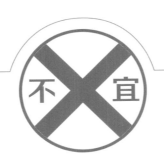

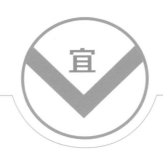

宜

♀ √宜知快乐出游的安全守则

合理安排行程

不要忘了妻子的身体状况，那些和没有怀孕的人一样的比较劳累的日程计划还是要尽量避免，要选择以轻松休息为主的旅游方式，逗留期为2~3天的旅行比较理想，以放松身心为目的。

征求医生意见

在出发前应陪同妻子在进行产前检查的医院就诊一次，向医生介绍整个行程计划，征求医生意见，看是否能够出行。

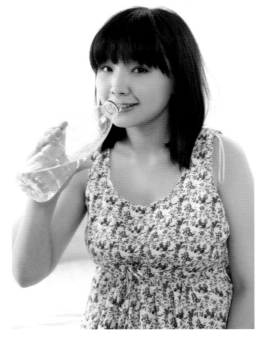

保持饮食规律

在旅游期间，亦要保持孕妈妈的饮食有规律，尤其是去长线旅行，或需要坐长途车或飞机的旅程，要记得补充充足的纤维素，如多吃橙子或蔬菜，保证孕妈妈多喝水，防止出现脱水、便秘以及消化不良等现象。严禁食用不合格或过期食品，不随便饮用、食用没有生产厂家、没有商标、没有生产日期的食品、饮料。

✗忌在孕早期做X射线检查

在妊娠5～6月前的胎宝宝，尤其在妊娠3个月的胚胎期，胚胎正处于分化、发育、形成的旺盛时期，对X射线最敏感。

如果孕妈妈在不知道自己怀孕的时候，做了X射线的治疗和检查，是否继续妊娠或终止妊娠应征询放射治疗医师的意见。医师会根据剂量的大小、孕妈妈的年龄、切盼程度，考虑是否终止妊娠。

✗忌寒冷地区冬季频繁外出

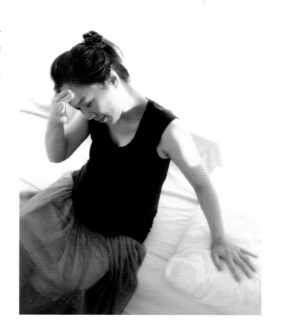

我国部分地区冬季气温很低，地上常常结冰，孕妈妈身体笨重，行动不便，极易摔跤和扭伤。因此，结冰季节，孕妈妈尽量不要外出。外出时应特别小心谨慎，避开冰地，以防发生意外。

✗忌冷水刺激

孕妈妈在洗衣、淘米、洗菜时不要将手直接浸入冷水中，寒冷刺激有诱发流产的危险。如果家里没有热水器，最好准备几副胶皮手套。

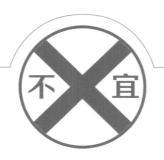

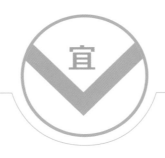
⚲ √宜保持好心情

随着怀孕的进展和体形的变化，孕妈妈可能会感到更脆弱，需要更多的关心。比如存在着一些担心和疑虑，有时心情不好，会出现较大的情绪波动。

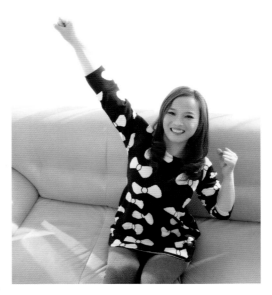

和准爸爸一起散步

在傍晚的时候，吃完晚饭孕妈妈可以和准爸爸一起出去散步，一边慢慢绕着小区走几圈，一边和准爸爸谈谈心，也可让准爸爸和胎宝宝说几句话，让他感觉做爸爸的幸福。

多和胎宝宝交流

给胎宝宝讲述自己的心情、期待和对未来的设计。孕妈妈可以给胎宝宝哼唱一首歌，或者与胎宝宝一同听音乐，与胎宝宝讲孕妈妈对音乐的感受。孕妈妈会随时随地地在交流中感受到孕妈妈与胎宝宝息息相通。

让每天都有色彩

在心情有一些灰暗的日子里，要让周围环境充满色彩。比如花瓶中黄色的花朵，黄色的枕头、靠垫或黄色的桌布，它们有着神奇的魔力，当孕妈妈的眼睛饱餐了欢快的颜色，心情自然也就好转起来。

♀ ✗忌孕妈妈多闻汽油味

生活在城市中，每个人都需要乘坐各种交通工具。这些航空汽油、车用汽油和溶剂汽油对人体的危害都较大，因为这些动力汽油为了防震防爆，都加入了一定量的四乙基铅，故又称为乙基汽油。乙基汽油燃烧时，四乙基铅即分解，放出铅，随废气排入大气中，人通过呼吸进入体内的铅会在血液中积累，进而对人体包括孕妈妈腹中的胎宝宝产生危害，可引起铅中毒和胎宝宝先天性发育畸形。尤其胎宝宝由于抵抗力低下，受害更大，因此，孕妈妈忌多闻汽油。

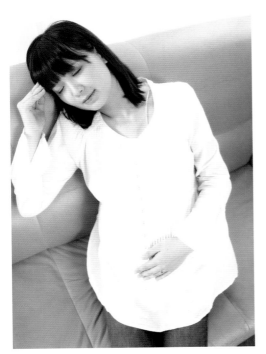

♀ ✗忌孕妈妈被动吸烟

有些孕妈妈本身不吸烟，丈夫或家中其他人却吸烟，致孕妈妈被动吸进烟雾，其实，这样也对孕妈妈和胎宝宝有害。

卷烟烟雾中所含的致癌、致病有害物质有上千种，其中危害性最大的是焦油、尼古丁、一氧化碳、氰化物等。有人研究发现，吸烟孕妈妈的羊水、胎盘及胎宝宝血浆内的尼古丁浓度竟超过孕妈妈本人体内的浓度。一氧化碳可使血红蛋白丧失带氧能力，引起组织缺氧，尼古丁和一氧化碳联合作用不仅减少胎盘血流量，也可减少血液含氧量。吸烟者在房间里吸一支烟，可使"被动吸烟"的孕妈妈、胎宝宝血液中的碳氧血红蛋白分别升至3.1％和2.8％(正常值是0.4％)，这种浓度已与吸烟者的相差无几。

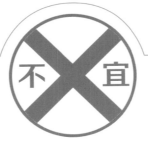

孕期工作宜忌

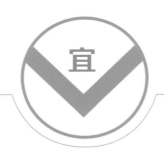

♀√宜尽早做好工作安排

应尽早安排好今后的工作和生活，不要盲目使用药物、盲目做检查。身体保持轻松闲适，不要做大强度运动和过度疲劳。

一旦确认怀孕，并计划好要孩子，就应该尽早向单位领导和同事讲明，以便安排工作。

不要乱用感冒药。回家后尽可能早些休息，以保证第二天有一个好的工作状态。

♀√宜工作时自我放松

怀孕期孕妈妈在办公室做一些简单的布置，就可以舒适地工作了。

1	穿舒适的鞋，可以选择适合孕妈妈的长袜
2	穿宽松舒适的连衣裙。制服的弹性适合孕妈妈坐下并站起
3	把脚放舒服，可以在办公桌底下放个鞋盒当作搁脚凳，并放双拖鞋
4	避免去危险的工作场所
5	如果想去洗手间，尽快去，不要忍着
6	找其他做过母亲的同事咨询一些问题
7	计算一下办公空间，孕妈妈更容易受腕管综合征的影响，因此应采取措施把孕妈妈的桌椅调整得尽可能的舒适

✕ 忌孕期从事的工作

名称	危害
1	有放射线辐射危险的工作：如医院的放射科、机场的安检部门等
2	接触刺激性物质或有毒化学物品的工作：如油漆工、农药厂、化工厂、施洒农药等
3	高温、高噪声环境的工作：如切割工、锅炉工等
4	高强度的流水线工作：如纺织工、食品加工厂的工人等
5	接触动物的工作：如驯兽员、兽医等
6	接触传染病人的工作：如传染科护士、医生等
7	伴有强烈的全身和局部振动的工作：如拖拉机驾驶员、摩托车手、汽车售票员
8	需要频繁做上下攀高、弯腰下蹲、推拉提拽、扭曲旋转等动作的工作
9	野外作业或单独一人的工作：如地质学家、探险员等

✕ 忌孕妈妈接触化工行业

接触化工行业经常会接触某些化学毒物，有些化学毒物会对母婴健康造成严重危害，并且极易造成婴儿先天畸形。

如经常接触含铅、镉、甲基汞等重金属的化工产品，会增加孕妈妈流产和死胎的危险性，其中甲基汞可导致胎宝宝中枢神经系统的先天疾患。

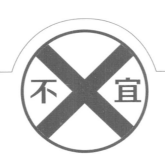

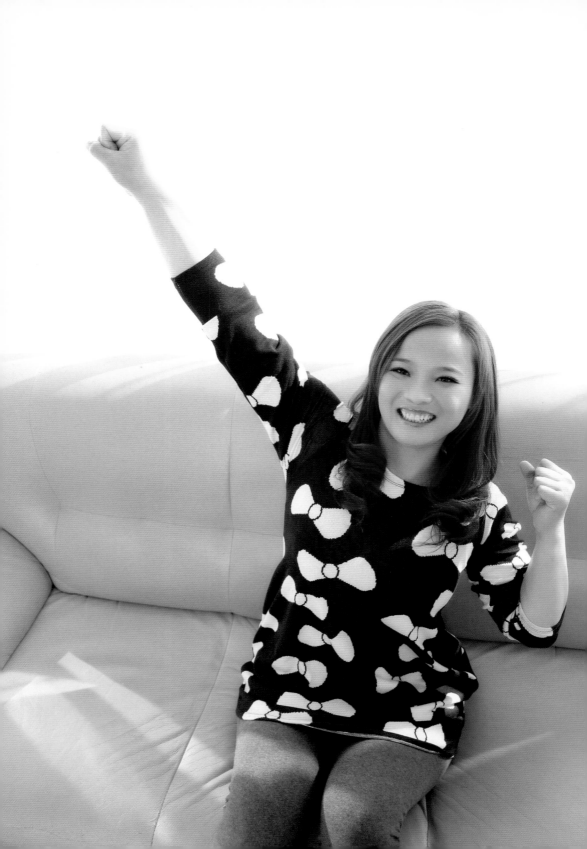

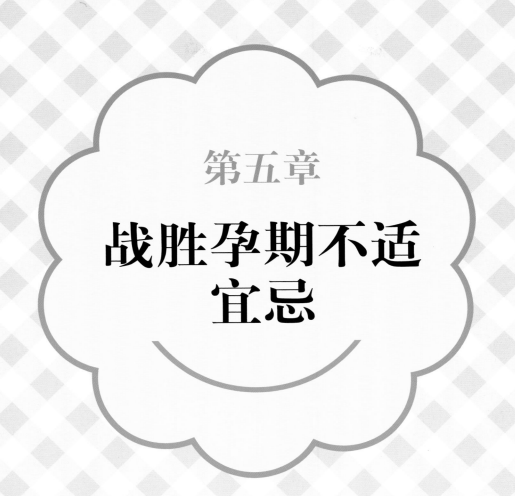

第五章

战胜孕期不适宜忌

这些情况不宜马上再孕

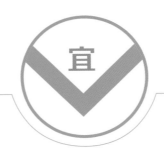

宜

宜了解宫外孕的症状

停经

多数宫外孕病人在发病前有短暂的停经史，一般来说在孕6周左右。但有的病人因绒毛组织所产生的人绒毛膜促性腺激素，不足以维持子宫内膜，或因发病较早，可能将病理性出血误认为月经来潮，认为无停经史。

腹痛

腹痛为输卵管妊娠破裂时的主要症状，发生率很高，约为95％，常为突发性下腹一侧有撕裂样或阵发性疼痛，并伴有恶心呕吐。刺激膈肌时可引起肩胛部放射性疼痛，当盆腔内积液时，肛门有坠胀和排便感，它对诊断宫外孕很有帮助。

阴道不规则出血

阴道出血是因子宫内膜剥离或输卵管出血经宫腔向外排放所致。出血呈点滴状，深褐色，量一般不超过月经量。腹痛伴有阴道出血者，常为胚胎受损的征象。只有腹痛而无阴道出血者多为胚胎继续存活或腹腔妊娠，应提高警惕。

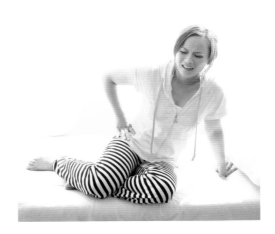

×忌早产及流产后马上再孕

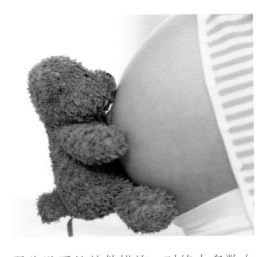

出现过早产及流产的女性，由于机体一些器官的平衡被打破，出现功能紊乱，子宫等器官一时不能恢复正常，尤其是经过人工刮宫的女性更是如此。如果早产或流产后就怀孕，由于子宫等器官的功能不健全，对胎宝宝十分不利，也不利于女性身体回复，特别是子宫的恢复。

为了使子宫等各器官组织得到充分休息，恢复应有的功能，为下一次妊娠提供良好的条件，早产及流产的女性最好过半年后再怀孕较为合适。

×忌婚后第一胎主动流产

许多新婚夫妻不想过早要孩子，但由于缺乏避孕知识，结果怀孕了，就要进行流产。从科学角度考虑，婚后第一胎不宜流产。

人工流产手术或药物流产作为避孕失败后的补救措施，对绝大多数女性的健康不会产生太大的影响，但一小部分女性可能会引起一些并发症，如盆腔炎、月经病、宫腔粘连、输卵管阻塞等，甚至影响以后生育。这是因为未生育过的女性宫颈口较紧，颈管较长，子宫位置也不易矫正，容易造成术时、术后的损伤和粘连。尽管人工流产和药物流产并发症经过治疗大多是可以痊愈的，但也有少数久治不愈。

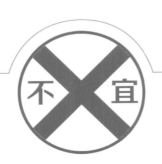

孕早期症状不可忽视

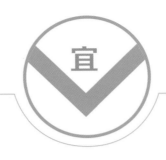

宜了解怎样解决早孕反应

许多女性在妊娠期间都会发生或多或少、程度不同的妊娠反应，并出现诸多病理性或生理性的常见症状。面对痛苦的早孕反应，如何消除或者缓解呢？

恶心呕吐吃不下

日常饮食可采用少食多餐的办法，吃了吐，吐了还要吃。食物要清淡，尽量不吃太咸、过于油腻或有特殊气味的食物；饼干、面包以及苏打饼等食物可降低孕吐的不适程度。吃完点心后，1个小时左右再喝水。

四肢无力易疲倦

疲倦感的产生，主要由于体内黄体酮增高，而黄体酮恰恰有镇静的作用。另外，妊娠早期新陈代谢速度加快，这样就可能感到非常疲惫，有时甚至控制不住自己，想要马上睡觉。要少吃或不吃冰冷和不易消化的食物。适当减少运动量和工作量，怀孕初期应该充分休息。多补充电解质可减轻头晕及四肢无力的症状。

胃灼热

饮食上注意少食多餐，吃易消化的高纤维素食物，少吃甜食及高脂肪食物，并适当进行户外活动，保持精神上的轻松愉快。

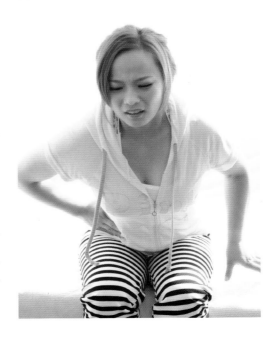

♀ ✕ 忌忽视这些怀孕征兆

在你怀疑自己怀孕时，你的身体会自动验证是否正确。看看我们的身体是如何告诉自己已经怀孕了，这些早期的征兆因人而异。

月经没来

这是最明显的征兆，但有些与怀孕无关的原因也会导致月经不规律，比如紧张、疾病、体重较大的波动。

疲倦

不再有足够的精力应付习以为常的活动。典型的表现就是下班后或在上班的时候最想做的事就是睡觉或特别想午睡。

情绪不稳

怀孕早期大量的孕激素使孕妈妈的情绪变化大，有时会莫名的烦躁，有时情不自禁地流泪。

盆腔和腹腔不适

下腹到盆腔都感到不舒服，但如果只是一侧剧痛，就必须在产检时请医生仔细检查。腹部可能会出现微胀不舒服感。

阴道微量出血

受精卵着床时会造成轻微出血，多数女性常常会误以为是月经来了。

恶心和呕吐

恶心、呕吐可能会误以为是感冒，有的人在怀孕3周后就感到恶心，大多数人会在怀孕5～6周时才感到恶心。这种现象被称为"早孕反应"，在一天的任何时间都可发生，有的是轻微作呕，有的是一整天都会干呕或呕吐。早孕反应会在怀孕14～16周后自行消失。

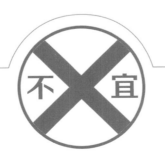

孕期患病须引起重视

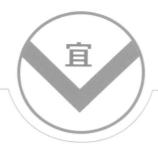

宜

√宜了解孕期感冒的防治与护理

轻度感冒

如果只是轻微的流清涕、打喷嚏等，对胎宝宝影响不大，不必服药，多喝开水，注意休息就行。

体温39℃以上

对于发热超过39℃、出现久咳不愈等症状时，孕妈妈是要去医院就诊的，如果不及时就诊，可能会引起胎宝宝畸形，造成流产。若是咳嗽，仅需在居室制造一些蒸气，防止室内空气干燥，即能减轻病状。

下面就介绍几种治疗感冒的食疗小偏方：

1. 橘皮姜片茶：橘皮、生姜各10克，加水煎，饮时加红糖10～20克。

2. 姜蒜茶：大蒜、生姜各15克，切片加水一碗，煎至半碗，饮时加红糖10～20克。

3. 姜糖饮：生姜片15克，葱白3段，加水50克煮沸，饮时加红糖10～20克。

4. 萝卜白菜汤：用白菜心250克，白萝卜60克，加水煎好后放红糖10～20克，吃菜饮汤。

5. 米醋萝卜：萝卜250克，米醋适量，萝卜切片用醋浸1小时，当菜下饭。

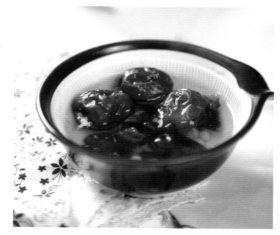

✕忌患病不看医生

频繁呕吐

孕早期大多出现呕吐，几周后自愈属正常生理现象。若出现频繁剧烈的呕吐，吃什么吐什么，滴水不进，为防止水和电解质紊乱、危害母子健康，故应及早就医。

过分显怀

胎宝宝大小与妊娠月份不符。怀孕三四个月却像五六个月大，多表明是双胞胎或并发葡萄胎，应及时就诊，不可拖延。

阴道流血

孕期的任何时候出现阴道流血均属异常，如伴有小腹痛，多为流产、宫外孕、胎盘早剥或早产，要及早就医。

头晕眼花

孕期如出现头晕眼花，同时伴有水肿、血压增高等现象，为防止妊娠高血压疾病，应及时检查治疗。

严重水肿

妊娠中、后期，孕妈妈下肢可有轻度水肿，如无其他不适，即属正常生理现象。但如出现严重水肿，且伴有尿少、头晕、心慌、气短、尿中出现蛋白等现象，应立即到医院治疗。

心慌气短

妊娠后期，由于胎宝宝增大，孕妈妈在从事较重的体力活动时会出现心慌气短，属正常现象。但轻度活动或静止状态也出现明显的心慌气短，应考虑到并发心脏病的可能，应及时检查。

阴道流水

孕妈妈未到预产期就发生阴道流水，可能是早期破水，为了防止胎宝宝脐带脱出，减少对胎宝宝的威胁，故应立即去医院住院治疗。

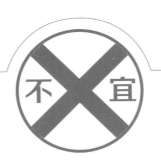

💡✓宜了解乳房胀痛与腹痛的处理

大多数孕妈妈在停经40天左右开始感觉双乳发胀、疼痛，乳房增大，不敢碰乳头，而且乳头、乳晕变黑、变大。这是因为在受孕初期，妊娠的卵巢黄体继续分泌孕激素及雌激素，继而胎盘的绒毛又大量分泌这两种激素。乳房胀痛是一种正常的生理现象，为乳房进一步增生、发育所致，为以后的泌乳做了生理铺垫，孕妈妈大可不必为此紧张。

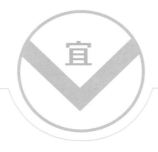

孕妈妈腹痛可因处在不同阶段而有不同的原因。孕早期引起腹痛的常见疾病有各种类型的流产、宫外孕，均表现为小腹痛伴有下坠感，并伴有少量阴道出血，应及时去医院检查。

妊娠晚期的先兆早产，可出现比较频繁的小腹痛。另外，急性阑尾炎也是导致孕妈妈腹痛的一种常见病，表现为腹痛、恶心、呕吐、低热。由于妊娠子宫的逐渐增长，阑尾的位置也不断上升，疼痛部位不像非孕期那样剧烈，确诊后一般应手术治疗，因为炎症容易扩散。

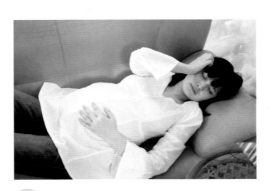

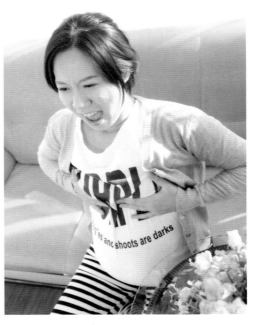

✕忌忽视孕期贫血

女性怀孕后，血液将出现稀释现象，这是因为在增加的血容量中，血浆增加的比例较大，而细胞增加的比例较小。这种血液稀释有利于血液加速流动，使母子之间的营养交换更快更多。稀释的结果，使孕妇的血红蛋白和红细胞数在单位体积内的浓度下降了，造成一种"生理性贫血"现象。所以，怀孕后诊断贫血的标准比不怀孕时低，血红蛋白低于110克/升，红细胞数低于$3.8×10^2$升为贫血。

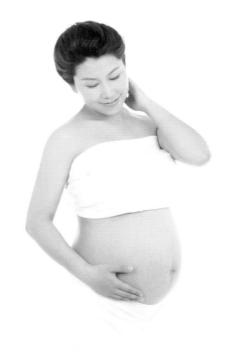

妊娠后，由于子宫、胎盘的长大，血容量增加，血红蛋白及红细胞数随之增加，需要补充足量的铁。此外，胎儿生长发育，分娩时出血，哺乳时的消耗，整个妊娠期要补铁1克以上。如果膳食中缺少铁，又不注意补充含铁的药物，孕妇就会贫血。

血红蛋白含量为90~109克/升为轻度贫血，70~90克/升为中度贫血，低于70克/升为重度贫血。

如果孕妇有痔疮、牙龈出血、钩虫病、慢性腹泻等，更容易贫血。特别是有些孕妇，平时喜欢挑食，导致营养不全，应引起注意。

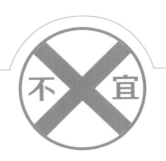

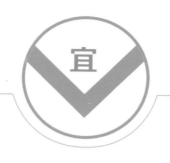

√宜做缓解腰背酸痛保健操

日趋增加的胎宝宝体重改变了孕妈妈的身体重心，孕妈妈会出现腰背酸痛。由于腹部越来越大，支撑子宫的腹部韧带会疼痛，这个时期孕妈妈可以适当做做运动缓解疼痛，但不要做突然改变方向或变化速度过快的运动。

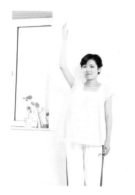

1. 举起你的右臂。

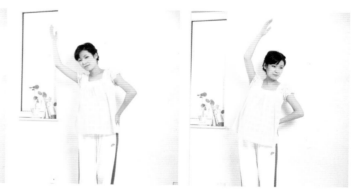

2. 向右倾斜，同时用左手支撑骨盆的位置，最少保持这种伸展姿势20秒。

孕早期为什么腰总是酸酸的？是因为怀孕早期腰酸多是由于子宫增大、盆腔充血引起，属于正常现象。

♀ ✕忌忽视腰痛

挺起腰椎向前走

走路时应双眼平视前方，把脊柱挺直，并且身体重心要放在脚跟上，让脚跟至脚尖逐步落地。上楼梯时，为保持脊柱依然挺直，上半身应向前倾斜一些，眼睛看上面的第三至第四级台阶。

坐姿、睡姿须调整

有时躺着或坐着休息片刻能缓解腰痛。但是如果采用的睡姿或坐姿不当，不仅无法迅速缓解疼痛，反而将加重疼痛的程度。

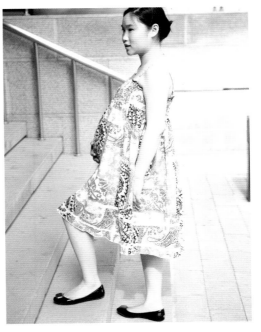

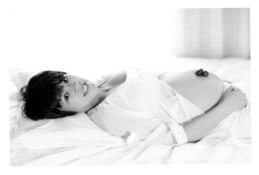

躺下时若为侧卧位，须把双腿一前一后弯曲起来。若为平躺位，在躺下时，可以先把双腿弯曲，支撑起骨盆，然后轻轻扭动骨盆，直到调整到腰部舒适地紧贴床面为止。

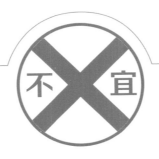

不✕宜

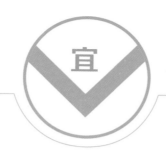

宜

💡 √宜了解妊娠糖尿病的概念

妊娠糖尿病是指在怀孕期间，由于雌激素的作用，孕妈妈体内不能够产生足够水平的胰岛素，从而使血糖升高的现象。多发生在孕期24～28周后。

💡 √宜了解妊娠糖尿病的表现

妊娠糖尿病主要症状为"三多一少"，即多食、多饮、多尿，体重不增，或与孕期应该增加的体重严重不符。还表现为特别容易疲乏，总是感觉到劳累。也有的以真菌性阴道炎为先期症状。

💡 √宜了解妊娠糖尿病发病原因

激素

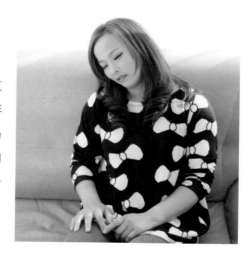

怀孕后，为了保证胎宝宝的生长发育，胎盘会产生大量对胎宝宝健康成长非常重要的激素，但这些激素却有抵抗胰岛素的作用，这样一来，孕妈妈身体所需的胰岛素就不够用了，血液中的葡萄糖就会增高，形成妊娠糖尿病。

肥胖

孕期体重严重超重者，有35%～50%可能发生糖尿病。

遗传因素

家族中如有患糖尿病的，孕妈妈患糖尿病的概率要比普通孕妈妈高很多。

♀ ✕ 忌忽视妊娠高血压综合征

患妊娠高血压综合征的原因

1. 精神过分紧张或受刺激致使中枢神经系统功能紊乱。

2. 寒冷季节或气温变化过大，特别是气压高时。

3. 初产妇年龄小于18岁或者大于40岁。

4. 有慢性高血压、肾炎、糖尿病，抗磷脂综合征等病史的孕妈妈。

5. 营养不良，如低蛋白血症者。

6. 体重指数>0.24。

7. 子宫张力过高，如羊水过多、双胎、糖尿病巨大儿及葡萄胎等。

8. 家庭中有高血压病史者。

预防保健

1. 休息：注意休息，适当减轻工作负担，保证充足的睡眠。

2. 饮食：注意摄入足够的蛋白质、维生素、钙质和铁剂，一般不需要过分限制盐，长期限盐，可引起食欲下降，电解质紊乱，尤其可引起低钠血症，造成肾素分泌增加，最终导致血压升高。

3. 严密观察，记出入量：注意体重变化，记录每天液体出入量，注意血压、脉搏、呼吸变化，监测胎宝宝宫内情况等。

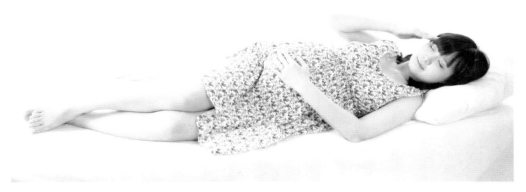

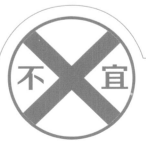

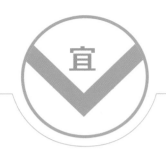

宜预防流产

警惕阴道出血

孕早期由于孕妈妈与胎宝宝还没有建立起非常牢靠的关系，这时一定要多加防护，密切注意身体的异常反应。

一旦发生阴道出血，务必引起重视，及时到医院检查。通常以下几种情况容易导致阴道出血：

1. 先兆流产、宫外孕、葡萄胎、宫颈糜烂等都伴有阴道出血现象。

2. 宫颈癌也有引起孕期阴道出血的可能性，可通过孕早期宫颈涂片判断出来。发生宫颈癌的概率很低。

胚胎发育不全

大多数的自然流产都是胚胎发育不健全导致的。这其中60%～80%的情况是因为受精卵有问题或染色体异常。出现这种情况时孕妈妈一定要理性看待，这并不能说明什么，只是大自然赋予人类生殖的一种优胜劣汰原则决定的。

远离不健康的饮食

远离烟酒，远离易造成流产的食物，不吃辛辣的食品，尽量少食多餐，须保证大便通畅，避免肠胃不适。维生素E具有保胎的作用，它存在于核桃、花生、豆制品中。

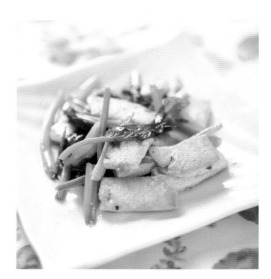

避免突然刺激

孕妈妈在妊娠早期一定要远离精神刺激性较强的电视、电影、读物等，以免造成精神紧张导致流产。

♀ ✖忌忽视胎盘早剥

轻度的胎盘早剥

一般剥离面不超过胎盘的1/3，多以外出血为主。主要表现是阴道流血，量较多，色暗红，可伴有轻度腹痛或无明显腹痛，仅有剥离部位轻度局限性压痛。

重度胎盘早剥

剥离面积超过1/3，以隐性出血为主。主要症状为突然发生的持续性腹痛和腰痛，积血越多疼痛越剧烈。子宫硬如板状。胎位不清，胎宝宝多因重度宫内窘迫而死亡。出血量多者，孕妈妈会出现恶心、呕吐、冷汗、面色苍白、脉弱、血压下降等休克症状，且往往并发凝血功能障碍。重度胎盘早剥根据临床检查即可确诊。有条件可做B型超声波助诊。但后壁胎盘往往症状不明显，易漏诊。

胎盘早剥患者及其胎宝宝的预后，与诊断迟早、处理是否及时有密切关系。在胎宝宝未娩出前，由于子宫不能充分收缩，胎盘继续剥离，难以控制出血。距分娩时间越久，并发凝血功能障碍等并发症的机会也越多。一经确诊，应及时终止妊娠。

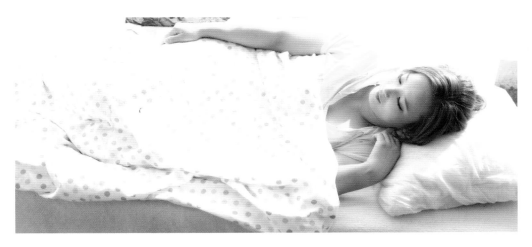

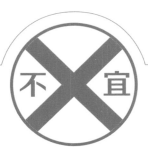

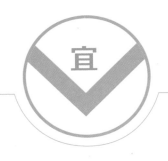

宜了解怎样远离水肿

饮食调节

要注意饮食调节，多吃高蛋白、低糖类的食物，比如富含维生素B_1的全麦粉、糙米和瘦肉。饮食要清淡，注意限制盐分的摄取，多喝水。孕妈妈不要因为水肿不敢喝水，水分会促进体内的废物排出，缓解水肿现象。

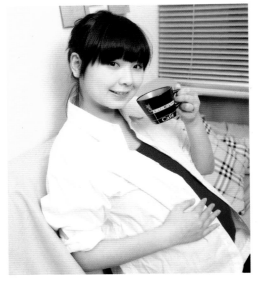

水肿异常要留心

怀孕期小腿轻度水肿属正常现象。如果水肿延伸到大腿、腹壁，经休息后不消退，则很可能发展为重度妊娠高血压综合征，一定要去医院确诊。

纠正穿衣习惯

为了预防水肿，孕妈妈不要佩戴戒指，不要穿紧身衣或者套头衫、紧身裤、长筒袜或者到小腿的长袜，穿宽松的衣服及舒适的鞋子，保持血液畅通。

调整生活习惯

调整好工作和生活节奏，不要过于紧张和劳累。不要长久站、坐，一定要避免剧烈或长时间的体力劳动。适时躺下来休息。如果条件不允许，也可以在午饭后将腿举高，放在椅子上，采取半坐卧位。每晚睡前，孕妈妈可以准备好温水，浸泡足部和小腿20～30分钟，以加速下肢的血液循环。

♡ ✕忌忽视羊水过多或过少

每个孕妈妈都希望顺利地走过十月怀孕，生个健康聪明的宝宝，但是实际上常常会发生一些意外情况，给分娩造成困难。特别是怀孕后期，更应该小心每一个异常细节，不要让前期计划功亏一篑。

羊水是胎宝宝的摇篮，它能稳定子宫内的温度，保护胎宝宝不受伤害，并有轻度的溶菌作用。它还可使羊膜保持一定的张力，防止胎盘过早剥离。临近分娩时，羊水可明显缓解子宫收缩导致的压力，使胎宝宝娇嫩的头颈部免受挤压。然而，羊水的量必须适度，过多、过少均会出现问题。羊水量超过2000毫升，称为羊水过多。

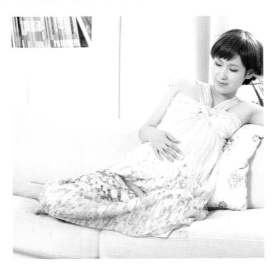

羊水量少于300毫升，称为羊水过少。在过期妊娠或者胎宝宝畸形时可以发生，对胎宝宝影响较大，甚至发生死亡，所以要十分重视。

排便时有少量出血是怎么回事呢？排便带血的原因有很多，常见的有肛裂、痔疮及直肠息肉等。偶尔出现一次不必紧张，可继续观察，多吃蔬菜、水果，避免便秘。

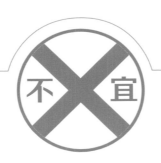

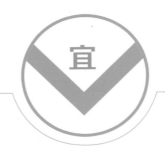

宜

⚪✓宜了解怎样解决孕期便秘

1. 孕妈妈应多吃富含粗纤维的蔬菜和水果及粗粮，以刺激肠壁，使肠蠕动加快，粪便容易排出。粗粮中除有丰富的膳食纤维外，维生素B_1的含量也很丰富。维生素B_1可加强神经传导功能，增加胃肠蠕动。富含纤维质的食物包括：未加工的豆类，如黄豆、红豆、绿豆以及芹菜、竹笋、桃子、黑枣等；全谷类及其制品，如燕麦、玉米、糙米、全麦面包等。

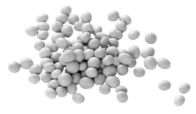

2. 多进食产气食品，如大蒜、蜂蜜、生葱，借以产气鼓肠，刺激肠蠕动，利于排便。还可以搭配进食含有益生菌的食品，促进肠道的活动。

3. 少吃或不吃莲藕、蚕豆、荷包蛋、糯米粽子、糯米汤圆等不易消化的食物。

4. 尽量少吃辣椒、川椒、芥末、咖喱、大葱、洋葱、韭菜等辛辣刺激食品。

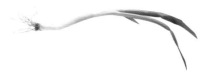

5. 不宜进食柿子、桂圆、橘子等热性水果，而要多吃梨、桃子、苹果、枣等含高纤维的水果。

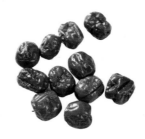

6. 水分补充要充足，每日至少喝1000毫升水。也可每日适当饮用300～500毫升现榨鲜果汁。

7. 每天固定在一个时间排便，养成排便前先喝一杯白开水的习惯，再加上每天有规律地在大脑皮层形成对肠道的刺激，孕妈妈自然而然会产生便意。

💡✕忌忽视孕期痔疮

女性怀孕以后，痔疮的发生率也会明显增高，尤其是到孕晚期，这是因为子宫静脉与直肠静脉密切相连。妊娠期因腹压增加，日益膨大的子宫压迫盆腔，同时也压迫直肠静脉，使血液回流不畅，产生瘀血。加上怀孕后，女性体内的雌、孕激素含量增高，造成水钠潴留、血管扩张，加之孕期活动量减少，胃肠蠕动减缓，易引起大便干燥，甚至便秘。排便时用力屏气，腹压增高，这些也是诱发痔疮的因素。怀孕期间得了痔疮，要注意以下几点：

养成定时排便习惯

排便后温水坐浴，从而促进肛门处血液循环。若便秘，应遵医嘱服通便药，切莫擅自用泻药，以免引起早产。

多食新鲜的蔬菜

饮食上要注意选用多膳食纤维的新鲜蔬菜，以利于大便的通畅，不要吃刺激性的调味品，平时注意多饮水。

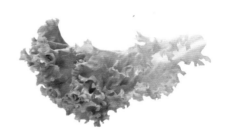

患痔疮后要注意按摩

按摩要注意按摩肛门和腹部两处。排便后注意用热毛巾按压肛门，按顺时针和逆时针方向各按摩15分钟，以改善局部的血液循环。

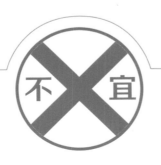

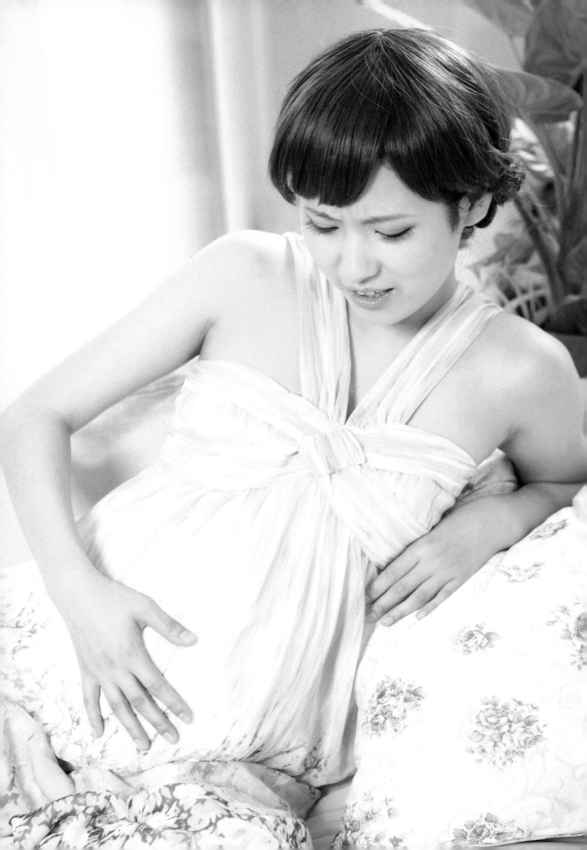

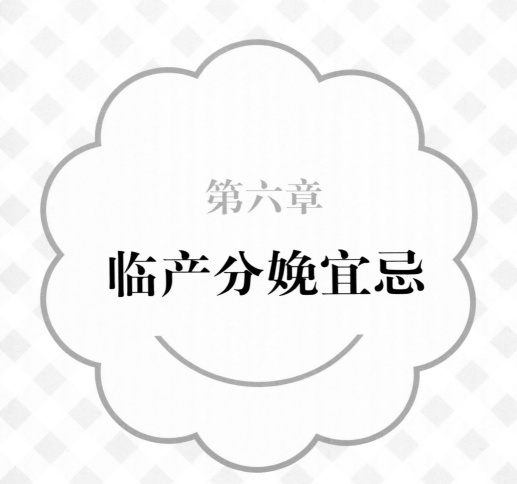

第六章

临产分娩宜忌

分娩知识宜忌

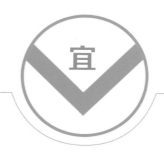

宜 √宜了解分娩知识

什么是足月期

所谓的"足月期"是指从妊娠期的37~42周这一段时间。

足月期出生的胎宝宝一般体重在2.5千克，体长在48厘米。他的内脏、神经系统发育状况良好。一出生就会自主呼吸，会主动去吸吮妈妈的乳头，这些可以说明孩子是非常健康的。

了解子宫口逐渐打开

随着产道逐渐变柔软，子宫口也慢慢变软，逐渐打开，胎盘渐渐增加宽度。一旦进入了临产期，因为胎宝宝的头已降至骨盆，孕妈妈会感觉到自己的耻骨附近（长阴毛的位置）会有向外凸出的感觉。随着阴道和子宫的变软，白色的分泌物也随之增多。

当胎宝宝在子宫内活动的次数减少（胎动减少），孕妈妈自身也没有了疼痛感。但是过不了多久，到了分娩前2~3周，就会有发紧的感觉，同时还会感觉到疼痛。每天疼痛达3~4次之多。这种疼痛就是人们常说的"前驱阵痛"。这样的前驱阵痛，如果腰部出现压迫感，常常就是迫近临产了。

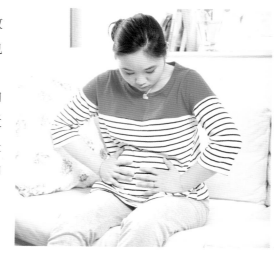

💡✗忌产前、产后憋尿

　　膀胱紧靠在子宫前壁下段，因此，当临产子宫收缩，胎宝宝下降及娩出时，膀胱均受到牵动与压迫。临产时，若不定期排尿，则充盈的膀胱可阻碍胎宝宝先露部的下降，使分娩进展缓慢，产程延长。胀满的膀胱挤在硬的耻骨联合与胎头之间，时间越久，后果越严重。膀胱里的尿液越积越多，膀胱越胀越大，最终可使膀胱壁"撑"得像一张纸一样薄，组成膀胱壁的肌纤维由于被过度牵拉而麻痹，失去回缩排尿的能力，导致产时、产后"尿潴留"——排不出尿来。

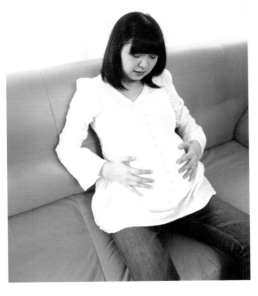

　　胀大的膀胱不仅影响胎宝宝娩出，还可影响第三产程中胎盘的剥离与娩出，引起"胎盘滞留"，发生产后大出血。潴留在膀胱里的尿液还可继发感染。尿液在膀胱里存留的时间越长，致病菌在膀胱里生长繁殖的机会越多，引起膀胱炎的概率也越高。

　　因此，临产前，应每2～3小时排尿1次，每次排尿时应尽量尿净。实在不能自解小便的可插尿管导尿，尿管最好长期开放，使膀胱里的尿液不断流出，膀胱保持在空虚状态，以利胎宝宝下降。或者将潴留在膀胱里的尿管定期开放，每2～3小时排尿1次。同时应尽量到医院分娩，采用新法接生（接受过培训的医生接产）。

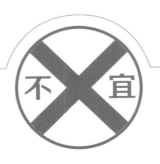

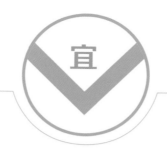

宜

▽宜了解难产

产程延长

产程进展缓慢，或进展到一定阶段不再继续进展。正常时，初产妇与经产妇产程长短不同。经产妇生过孩子，产道经过胎宝宝扩张较松弛，对再次娩出胎宝宝的阻力较小，所以，分娩进展较快，产程较短；而初产妇较经产妇产道紧，对胎宝宝娩出的阻力相对大些，因此分娩进展较慢，产程长些。

活跃期延长

从宫口扩张3厘米开始，至宫口开全为活跃期。正常初产妇约需4小时。如超过8小时，宫口尚未开全，则为活跃期延长。活跃期停滞：指产程进入活跃期后，持续2小时宫口未再扩张，为活跃期停滞，或宫口扩张停滞。多由头盆不称或胎位异常所致。

第二产程延长或停滞

第二产程初产妇超过2小时；经产妇超过1小时，尚未分娩者，称为第二产程延长。第二产程达1小时无进展，称为第二产程停滞。应警惕骨盆狭窄。

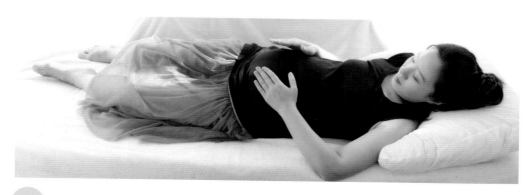

✖忌忽视早产

早产的主要征象

胎宝宝没有满37周就出生的叫作早产。胎膜早破、羊水外流、阵阵腹痛、阴道少量流血等。痛觉敏感的孕妈妈在妊娠晚期时，往往会将子宫正常的收缩误认为临产宫缩，约有1/3的所谓先兆早产病例，并非为真正临产，而是为假临产。这是因为两者的区别有时非常困难。如果宫缩每5~10分钟内就有一次，每次持续30秒钟以上，同时伴有阴道血性分泌物排出，并在观察过程中子宫颈口有进行性的扩张，且宫口已开大于2厘米者，应属于临产；如果子宫有规律性地收缩，子宫颈口扩张至4厘米以上，或胎膜已破裂者，则早产之势已成。

造成早产的原因

造成早产的原因至今尚不清楚，但下列情况往往易致早产。

1. 一般情况：孕妈妈年龄过小（小于18岁），过大（大于40岁），体重过轻（小于45千克），身材过矮（小于150厘米）；有吸烟、酗酒习惯者。

2. 过去有流产、早产史者。

3. 子宫畸形：如双角子宫、双子宫、子宫纵隔等。

4. 孕妈妈现有急性感染或慢性疾病：如肾盂肾炎、阑尾炎、慢性肾炎、贫血、心脏病、原发性高血压、甲状腺功能亢进等。

5. 胎宝宝、胎盘因素：如双胎、羊水过多、胎位不正、胎膜早破、前置胎盘、胎盘早剥等。

6. 产前3个月有房事活动者，亦容易发生早产。

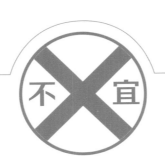

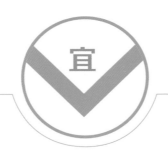

√宜合理安排产假

何时开始休产假

何时开始休产假，这在一定程度上取决于妻子自己的意愿，她可以只工作到孕期的36～38周，也有权一直工作到临盆。不过，妻子在孕期休假的时间越长，就意味着产后照顾宝宝的休假时间越短。这时准爸爸一定要和孕妈妈好好商量一下，在充分考虑她的身体状况和工作性质的同时合理安排产假。

请产假前的准备

项目	内容
与主管沟通	确定要请产假后，孕妈妈要与主管沟通，确定代理人。孕妈妈也可以推荐合适人选。属于自己负责部分的工作可先详细制定一份计划表，告知主管工作进程
做好交接	在休产假之前，孕妈妈应做好交接工作，所从事的工作不可替代性越高，交接准备工作就越复杂。最好是在产假前两个月就开始着手准备，应让代理人了解工作的脉络与流程，并提前进入工作状态，以备出现早产等症状时能轻松离开
保持联系	在今后的产假中，可让妻子与代理人通通电话，关心一下代理人的工作状态。不要吝惜这点时间与耐心，这对重返职场将有很大的帮助

充分利用你的产假

目前，大多数省份都规定丈夫在妻子分娩期间，有休护理假的时间，一般晚育者为7～10天，有的地方还长达1个月！这是属于你的特殊权利，当然，也要趁此机会好好表现一下。

✗ 忌选择不专业的分娩医院

实地考察，了解情况，选择最适合自己的医院。最好选择进行产前检查的医院，因为医生对孕妈妈的情况比较了解。

选择医院应注意的事项

对新生儿的处理	在分娩过程中医院是否提供胎心监护，在胎宝宝出生后，母子是否同室，是否有新生儿游泳和按摩、抚触等服务。此外，还应注意针对新生儿的检查制度是否完善
选择离家近的医院	选择交通便利，即使堵车也能在1个小时以内到达的医院
考虑分娩及产褥期	最好是初诊到分娩及产褥期都在同一个医院做诊察。主治医生是固定的，对医生的信赖感会增加，可以安心分娩
考虑自己的健康状态	35岁以上的大龄孕妈妈、家族中有遗传性疾病的孕妈妈、孕妈妈本身的健康不太好或胎宝宝有异常时，要选择综合性医院或专科医院
观察医院的卫生状态	刚分娩后，新妈妈和新生儿的身体免疫力非常弱，对细菌毫无防御力，所以要好好观察住院室、手术室、新生儿室、卫生间等设施的卫生状态
决定分娩方式	观察是否具备水中分娩、无痛分娩等自己喜欢的分娩方式的设施和条件

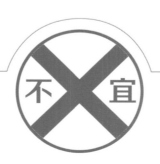

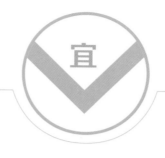

宜

♀ √宜了解基本分娩方式

自然分娩

优点：适合于大小适中的胎宝宝，在正常子宫收缩下，经过孕妈妈的产道，胎宝宝多能够顺利诞生。产后恢复快、住院时间短。产后可立即进食，仅会阴部位可能会有伤口，并发症少。

缺点：产前阵痛，阴道松弛，子宫膀胱脱垂后遗症，会阴伤害甚至感染，外阴血肿等。

剖宫产

优点：可避免自然分娩过程中的突发状况，阴道不易受到损伤。

缺点：出血较多。并发症较多，包括伤口感染、腹腔脏器粘连及麻醉后遗症等。产后恢复较慢，住院时间较长。需要较复杂的麻醉，有手术出血及术后发生并发症的情况，对孕妈妈的精神与肉体方面都会造成创伤。

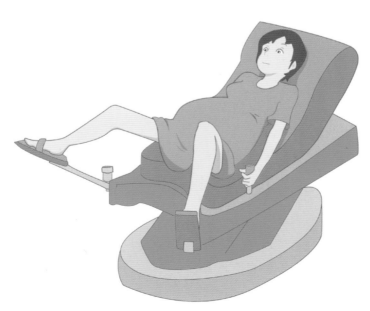

❌忌忽略高龄产妇的分娩方式

孕前要进行身体检查

身体检查是夫妻双方都要进行的检查。特别是准备怀孕的女性，除了要进行心、肝、肾等常规检查，还要重点检查生殖系统。

提前1个月口服叶酸

服用叶酸可以避免神经系统发育疾病。如果孕前没有吃叶酸，怀孕后要及时补充，直到怀孕12周为止。

进行唐氏筛查

怀孕16~20周时，要进行唐氏筛查。这项检查是提取孕妈妈的血液，检测血液中所含有的各种物质的量和浓度，依次来断定胎宝宝可能出现的一些病症。孕期保健要格外注意，要保证定期进行产前检查。

多关注血糖、血压等指标

高龄产妇容易患妊娠并发心脏病、妊娠高血压综合征和妊娠期糖尿病等。由于孕妈妈体内的血容量比非孕期明显增加，心脏负担加重。原来就患有心脏病的孕妈妈很可能由于无法耐受而只得提前终止妊娠。

分娩前要重点做好准备

高龄孕妈妈剖宫产适应证较高，通常有90%的高龄产妇选择剖宫产。高龄孕妈妈的骨盆比较坚硬，韧带和软产道组织弹性较小，子宫收缩力相应减弱，容易导致产程延长，甚至难产、胎宝宝产伤和窒息。

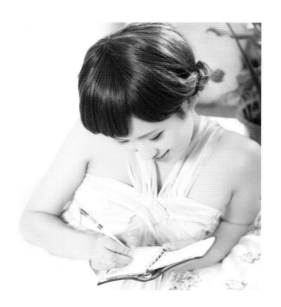

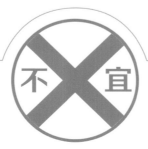

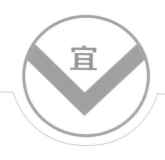

宜

✓宜等到有分娩征兆时再剖宫产

足月可以提前剖宫产，胎宝宝到37周一般就成熟了，不过有个说法叫作"瓜熟蒂落"，在子宫多待对胎宝宝肯定有好处，一般是见红之后24小时之内才会出来。

剖宫产后的第二胎能否自然分娩

本身有剖宫产史的再次生育，选择自然分娩面临的风险要比正常情况的高。当宫缩紧密时，宫腔内的压力会很高，有子宫破裂的危险，一旦发生子宫破裂直接会危及母子平安。

✓宜了解肚子"下降"

怀孕37周肚子应该不是变小了，只是慢慢向下降。因为宝宝快要出生了，宝宝的头降入到骨盆里，胎动增多是宝宝在调整位置。如果真的是胎动太异常可考虑宝宝是不是宫内缺氧，最好咨询医生按医生指示操作。这时候分泌物会相对增多，也是为宝宝出生做准备的。

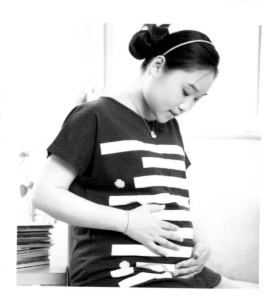

✗ 忌忽略分娩前兆

分娩前兆

分泌物多　一般情况下，分泌物的量不多，无异味。即将分娩时，子宫颈管张开，所以分泌物增多。这些分泌物呈透明或白色黏稠状

胎动减少　胎动较以前减少，这是因为胎头已入骨盆，位置相对固定，且宫缩使胎宝宝难以活动。胎动有减少的趋向，但12小时内胎动的次数应该在20次以上

腹坠腰酸　由于胎头的下降，使盆腔的压力增加，会感到腹坠腰酸，耻骨联合部位有撑胀感。除了腰痛以外，大腿根胀、抽筋、耻骨部痛

阵痛　当出现有规律的子宫收缩，每隔10～15分钟一次，每次持续时间几十秒钟，即使卧床休息宫缩也不消失，而且间隔时间逐渐缩短，持续时间渐渐延长，收缩的强度不断增强，应该立即去医院待产

见红　孕妈妈临产前分泌物也会增多，大多是白色的水性，当然也可能出现血性分泌物，即见红。一般见红以后时间不长，有规律的宫缩就会开始，宫缩开始后要立即住院

破水　伴随宫缩加剧，宫口渐开，有大量羊水流出，即破水，分娩即将开始了。在了解了这些分娩的征兆后，就可以根据情况，选择适当的时机到医院待产，有助于安全分娩。需要提醒的是：这些分娩开始的先兆，出现的顺序不是一定的。不管是哪个，只要出现一个先兆，就应去医院，并准确地说出子宫收缩何时开始的，现在的间隔和持续时间，有无见红、破水等情况。医生会根据情况，合理安排分娩

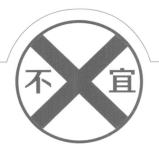

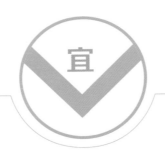

√宜提前准备好待产包

物品	用途
吸奶器	有电动和手动的两种，带一种即可
吸管杯	刚生完宝宝的产妇身体比较虚弱，需要卧床，所以需要准备吸管杯
卫生纸、卫生巾	需要准备产妇专用卫生巾
腹带	可以帮产妇收腹，但要经过医生指导再使用
产褥垫	需要准备稍大一些的，以免恶露弄到床上。生产的时候也需要产褥垫
奶瓶	最好给宝宝准备一个宽口颈的奶瓶，以免宝宝喝奶时呛到
勺子	宝宝刚出生时最好用勺子喂水和配方奶，以免宝宝不会吸吮乳头
配方奶	给宝宝准备一桶新生儿配方奶，以备不时之需
纸尿裤或尿布	进产房的时候最好带着，以免宝宝排胎便措手不及
婴儿和尚衣	进产房的时候需要带着，宝宝一出生就可以穿上了
纱布（巾）	擦嘴角奶渍
包被、浴巾	包被需要进产房的时候带着，宝宝出生后给他包上
沐浴露	给宝宝洗澡时给护士就可以了

×忌临产时没有家人陪伴

临近分娩身边没有亲人怎么办？如果临近分娩的时候身边没有家人的话，一定不要过于紧张。可以事先自己模仿一遍当自己一个人在家将要分娩时候的情景，将分娩顺序记录下来。

忌临产独自外出

即使进入了临产期，真正分娩的时间也是很难把握的，所以一旦外出必须带着自己的医疗保健卡、手纸、毛巾、医院的地址记录本、家人的联系电话等必备品。

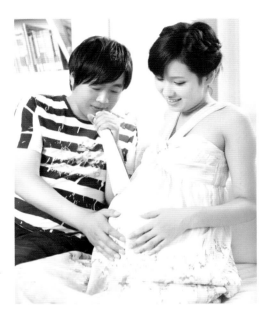

忌羊水流出随意走动

胎盘中包裹胎宝宝的羊膜破裂，接着羊水流了出来，流出来破裂的羊膜会弄脏衣服。当羊膜真正破裂的时候，羊水会"哗"地一下子大量流出，这时应立刻与产院联系。

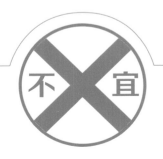

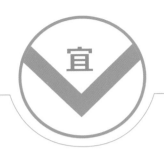

宜

♀ √宜了解产前失眠

人的睡眠是有一定规律可循的，根据不同时段，脑电波的状态可以分为慢波睡眠和快波睡眠，整个睡眠过程中人首先会从慢波睡眠进入快波睡眠，然后再次重复，整晚重复4～6次。而孕妈妈失眠则主要是因为难以从慢波睡眠状态正常进入到快波睡眠状态，进而导致入睡时间长，夜里多梦，凌晨早醒，总睡眠时间少于6个小时，甚至彻夜难眠。

生理原因

主要是指孕妈妈妊娠期间由于子宫压迫膀胱导致尿频等症状，致使孕妈妈频繁起夜；同时由于身体负担加重，心跳加快，血压升高，又易致使呼吸不顺畅，心慌、气短等不适也会导致失眠。

心理原因

女性怀孕期间对身体变化的恐慌、对周围环境的敏感以及对分娩的恐惧和焦虑，容易使情绪过于兴奋或者沮丧，如果不及时疏导就会造成失眠。

其他原因

早上有赖床的习惯，白天运动较少，只是待在家里不外出走动，平时接触的人较少，生活空虚无聊，对周围的一切都感觉乏味，打不起精神，往往容易导致失眠。

💡×忌分娩阵痛过于紧张

　　未生过孩子的女性子宫颈口仅几毫米宽（颈管直径），要想宫口开大至能将足月胎宝宝排出，则宫口必须开大至10厘米（医学上称之为"宫口开全"）。子宫口不能自己开大，要靠子宫收缩，慢慢地把宫口拉开，张大，直至子宫口开全。

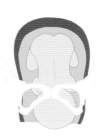

　　子宫每收缩一次，产妇便会感到腹坠痛、腰酸。宫口开全后出现明显的憋坠感。产妇从临产至分娩，会消耗大量体力，汗流浃背，筋疲力尽。世界上的女性，尤其是中国的女性，绝大多数能甘心情愿地承受临产与分娩的产痛。全世界的妇产科医生都在探寻无痛分娩的方法。有些医生曾采用体针，选择机体上的穴位进行针刺，以试图减轻产痛。针刺止痛方法的缺点在于产妇还要耐受针刺之苦，留针时（未拔出刺入的针时）产妇不能自由活动，而去掉针后，镇痛效果即失。即使在留针期间，镇痛效果也不稳定。曾有些妇产科医生选用耳针（埋针）以试图缓解分娩疼痛。耳针比体针相对方便，埋植耳针者不限制躯体自由活动。若耳针取穴准确，可有一定的镇痛效果。

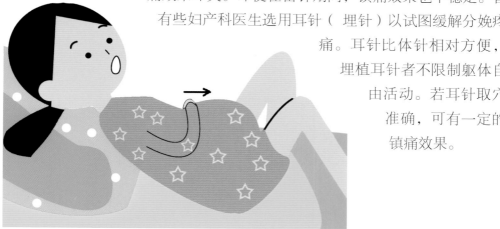

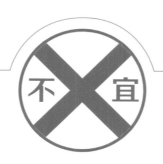

分娩前后饮食宜忌

√宜了解分娩前的饮食

蓄积能量，饮食清淡

进入妊娠第十个月，就意味着进入了收获的"季节"，孕妈妈要补充一些易消化、营养丰富、有补益作用的膳食，以便能够更好地为即将到来的分娩蓄积足够能量，迎接胎宝宝的到来。

同时饮食要以清淡为主，避免摄入过多的盐分，以免加重四肢水肿。除了保证均衡饮食外，蔬菜、水果要多吃一些，避免便秘。

可以帮助孕妈妈顺利分娩的食物

孕妈妈要有足够的能量供给，才能保障分娩的顺利进行。以下这些食物，会对分娩有所帮助。

食物	名称功效
巧克力	享有"助产大力士"的美誉。在分娩时，巧克力可助孕妈妈一臂之力
红糖水	在第二产程时，孕妈妈会消耗很多能量，而食用红糖水可补充体力
牛奶	孕妈妈在分娩期间喝点牛奶，可补充能量
藕粉	含有大量的淀粉，可在人体内转变为糖，为孕妈妈提供能量
空心菜粥	孕妈妈在临产时食用，可滑胎易产
坚果	如花生、核桃、松子等，富含脂肪和蛋白质，对顺利分娩非常有益

❌ 忌剖宫产前吃食物

如果必须实施剖宫产，手术前要做一系列的检查，以确定能顺利进行手术，保证孕妈妈和胎宝宝的健康。手术前一天，晚餐要清淡，午夜12点以后不要再进食，以保证肠道清洁，减少术中感染的风险。手术前6～8小时不要喝水，以免麻醉后呕吐，引起倒吸。

❌ 忌分娩前阶段吃得太油腻

即使是平时身体素质很好的女性，在分娩后也消耗了大量精力和体力，所以应及时调理饮食，加强营养。加强营养的原则是选择富有营养、易消化的食物。稍事休息即可进第一餐，主要以易消化的流食或半流食为主，比如红糖水、牛奶、藕粉、鸡蛋羹、小米粥等。如果肠胃消化情况较好，从第二餐可开始普通饮食，如吃煮鸡蛋、细挂面汤、排骨汤，多吃些新鲜水果和蔬菜。

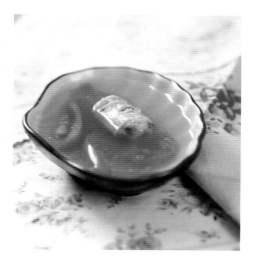

羊肉350克，红枣100克，黄芪、当归各15～20克，加1000毫升水一起煮，在煮成500毫升后，倒出汤汁，分成两碗，加入红糖。在临产前三天开始早晚服用。

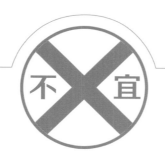

不宜

分娩过程宜忌

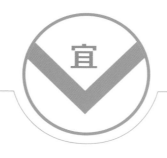

宜

√宜了解分娩呼吸法

腹式呼吸法

腹式呼吸法就是使腹部鼓起，呼气后又恢复原状的呼吸法。适合于第一产程阵痛开始之时。通过使腹部紧张，压制子宫收缩感，缓和阵痛引起的疼痛，有助于缓解全身的紧张，防止体力的消耗。

平时就练习这个呼吸法可以防治怀孕期间常见的便秘。但不可过于频繁练习，因为是深呼吸，所以一般以一次练习4~5遍为基准。练习过多，会引起头晕，一定要注意。

呼吸方法：以3秒钟一次为节奏，吸气使下腹鼓起，然后呼气，同时腹部恢复原状。即吸气3秒钟，呼气也是在3秒钟内完成。腹式呼吸法只适用于阵痛发生的情况，当阵痛消失时应侧卧休息。

胸式呼吸法

胸式呼吸法也是在第一产程实行的动作。到了怀孕后期，就会很自然地用到胸式呼吸法。这种呼吸法使孕妈妈和胎宝宝获得足够的氧气。

呼吸方法：仰卧，两腿膝盖稍微蜷曲，把手放在胸上，从鼻孔慢慢吸气，然后由口中慢慢呼出，和深呼吸是同一道理，可以用手来感觉胸的上下起伏。

✗ 忌分娩时惊声尖叫

孕妈妈需要了解，在生产过程中是需要非常大的体力的，如果过于大声喊叫，待生产时孕妈妈会感觉非常乏力，甚至无法使对力气将胎宝宝娩出。如果分娩过程时间过长，会使孕妈妈会阴失去弹性，不利于产后会阴的恢复。但是如果让孕妈妈一点不发声是不可能的，因为生产时的痛，是任何一种痛都无法比拟的，孕妈妈可以发出点声音，但是切记不要惊声尖叫。

✗ 忌阵痛来临时过分用力

在分娩时，当阵痛来临不要乱用力，这样会阴很容易撕裂，要听清医生给的指令，如果实在听不进去医生的话，就慢慢呼吸，最开始是阵痛来临的时候用力，后期是当阵痛过后用力，如果乱用力，体力还会消耗过快，延长产程使下体水肿。孕妈妈在分娩的过程中，切记一定要将双腿使劲分开，就像跳水运动员一样抱着大腿，因为如果用力收紧臀部，可能会将下降的胎宝宝再次挤回去。

操作方法

1	两腿屈起，分开
2	腰部尽量放松，不要用力
3	四肢放松，双手抓住产床的两侧
4	嘴微微张开，张口呼吸，不需要用力时要做短而浅的呼吸，像长跑后的气喘吁吁，发出"哈、哈"的声音
5	听从助产士的指挥，在宫缩到来时深吸一口气憋住，双手抓住产床的两侧，抵住下颌像排便一样使劲用力

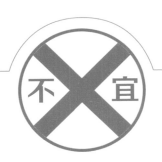

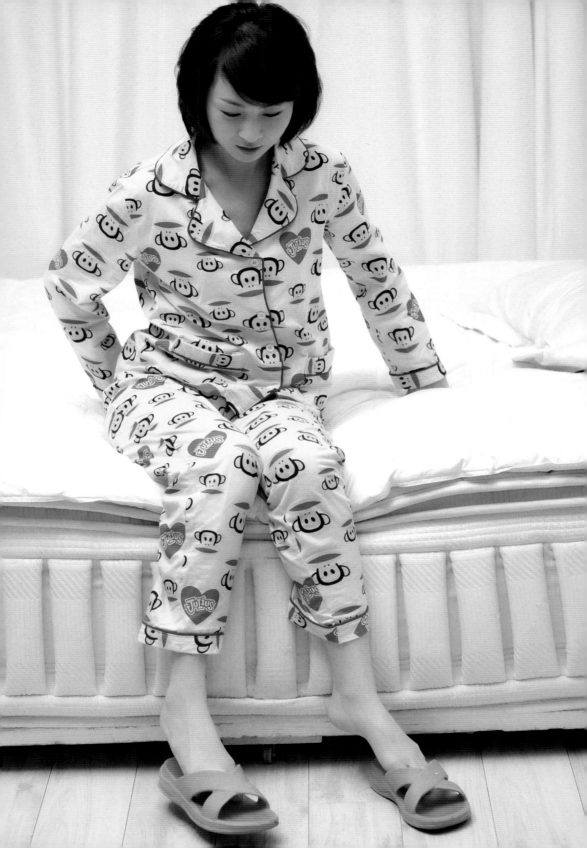

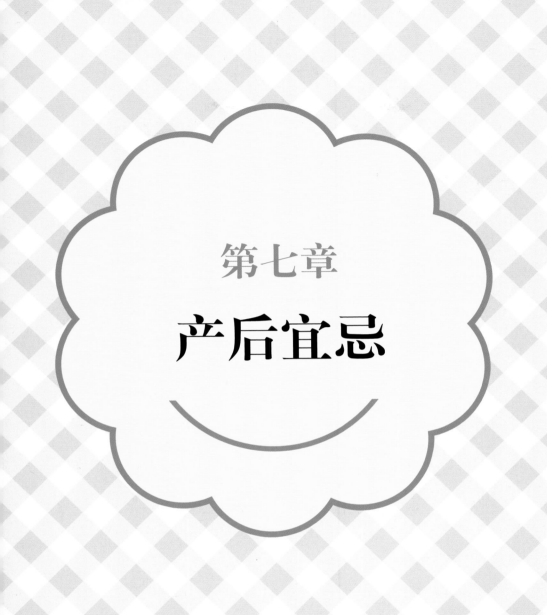

第七章

产后宜忌

坐月子怎么吃

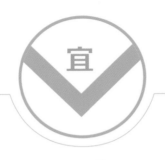

╲╱宜了解分娩当天怎么吃

即使是平时身体素质很好的女性，在分娩后也消耗了大量精力和体力，所以应及时调理饮食，加强营养。加强营养的原则是选择富有营养、易消化的食物。稍事休息即可进食第一餐，主要以易消化的流食或半流食为主，比如红糖水、牛奶、藕粉、鸡蛋羹、小米粥等。

╲╱宜了解剖宫产怎么吃

剖宫产6小时后可以饮用一些排气类的汤，如萝卜汤等，以增强肠蠕动，促进排气，减少肚胀，同时也可以补充体内的水分。但是，一些容易发酵产气多的食物，如糖类、黄豆、豆浆、淀粉类食物，应该少吃或不吃，以防腹胀更加严重。术后6小时可进食一些炖蛋、蛋花汤、藕粉等流质食物。术后第二天才可以正常吃粥、鲫鱼汤等半流质食物。

╲╱宜了解顺产怎么吃

自然分娩的妈妈第一餐同剖宫产并无太大区别，主要是进食适量，好吸收易消化的半流质食物。第二餐可以用正常膳食。

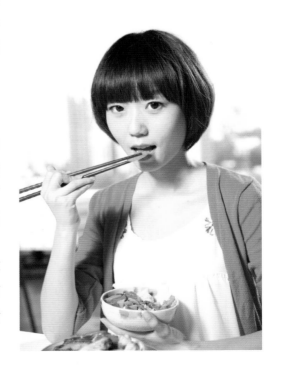

✖ 忌月子餐不放盐

月子餐可以摄取适量的盐，但如果摄取过量，会造成肾脏的负担、体内电解质不平衡，尤其是患有高血压综合征的新妈妈。但是也不要一点盐不放，坐月子期间会大量出汗，一点盐不吃会导致钠低，钠是人体生命活动中不可缺少的物质，钠与氯在血浆中的浓度对渗透压有重要的影响，对血浆与细胞间液量、酸碱平衡、维持体细胞的电子活性以及心血管系统的功能都是必不可少的。

✖ 忌产后乱用中药

产后用药一个关键的问题是注意有些中药对乳汁分泌的影响。

在产后一定要忌用大黄，因为该药不仅会引起盆腔充血、阴道出血增加，还会进入乳汁中，使乳汁变黄，婴儿吃了可造成泻肚。此外，炒麦芽、逍遥散、薄荷有回奶作用，喂乳母亲也要忌用。即使一些对产妇服用有益的中药，也应在医生指导下服用。

✖ 忌多吃鸡蛋

有的新妈妈为了加强营养，分娩后和坐月子期间，常以吃鸡蛋来滋补身体的亏损，甚至把鸡蛋当成主食来吃。吃鸡蛋并非越多越好，医学研究表明，分娩后数小时内，最好不要吃鸡蛋。因为在分娩过程中，体力消耗大，出汗多，体液不足，消化能力也随之下降。若分娩后立即吃鸡蛋，就难以消化，从而增加肠胃负担。

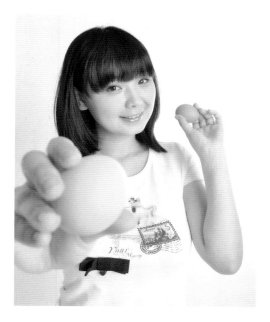

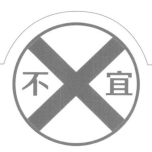

不 ✖ 宜

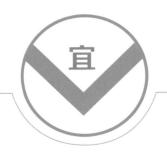

√宜了解产后最初几天的饮食安排

为了恢复体力和早日下奶，保持充足奶量，产后头几天的饮食安排很重要，以下几点供参考。

1. 由于产后胃消化能力弱，食欲尚未恢复，产后头几天饮食以半流食、软饭为主，加工也要精细一些。可选用稀粥、汤面、馄饨、面包、牛奶、豆浆等，选择的动物蛋白以鸡蛋、瘦肉、鱼、鸡较好。除了三顿饭，可以在下午和晚间各加餐一次。

2. 鸡汤、鱼汤、排骨汤有利下奶，但要把汤内浮油撇净，以免进食过多脂肪，导致婴儿腹泻。在下奶前不要喝太多汤水，以防奶胀，乳管通畅后可以不再限制。

√宜了解恢复期食疗原则

1. 要保护脾胃，吃清淡而易消化的食物，不要一味进补。

2. 多吃有利于产妇恢复的食物，以养气补血，恢复元气。饮食要有充足的营养，包括各营养素和合适的药性成分。产后各器官、各系统都有一个复原过程，如子宫未复旧时可多用活血化瘀的食品。

3. 要符合催乳、哺乳的需要，选择能养血增乳、疏肝通乳的食物。并要根据产妇乳汁的分泌情况、哺乳的不同阶段进行调整。

4. 注意必要的饮食禁忌。凡大热、大燥、生冷、酸涩之物，会导致脾胃虚寒、脏腑失调，有毒的、不洁的、有可能过敏的、含有特殊成分的，都要慎用和忌用。

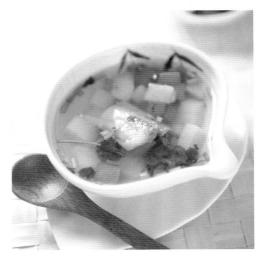

✗忌滋补过量

新妈妈在分娩后，适当进行营养滋补，有利于身体的恢复，同时可以确保奶水充足。但是，如果滋补过量是有害无益的。新妈妈为了补充营养和促进乳汁分泌，都特别重视产后的滋补。产后新妈妈过胖会使体内糖和脂肪代谢失调，引起各种疾病。此外，新妈妈营养太丰富，必然使奶水中的脂肪含量增多，如果宝宝胃肠能够吸收，也会造成宝宝肥胖，并易患扁平足等疾病；若宝宝消化能力较差，不能充分吸收，就会出现腹泻，而长期慢性腹泻，又会造成营养不良。

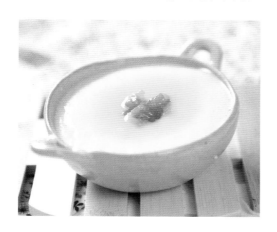

✗忌久喝红糖水

产后适量喝红糖水，对新妈妈和宝宝都有好处。新妈妈分娩时，精力和体力消耗非常大，加之又失血，产后还要给宝宝哺乳，因此需要碳水化合物和大量的铁质。

许多妈妈以为喝得越多越好，所以饮用很长时间，甚至长达1个月。但是久喝红糖水对新妈妈子宫复原不利。在产后10天，恶露逐渐减少，子宫收缩也恢复正常，但若喝红糖水时间过长，会使恶露血量增多，造成新妈妈继续失血，因此引起贫血。新妈妈产后喝红糖水的时间，应以7～10天为宜。

✗忌多喝浓汤

新妈妈产后多喝高脂肪浓汤，不但影响食欲，还会使人身体发胖，体态变形，并且使乳汁中的脂肪含量过高，使新生儿不能耐受和吸收，从而引起腹泻。新妈妈适宜喝脂肪适量的清汤，如蛋花汤、鲜鱼汤等。

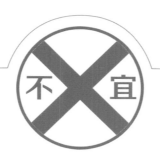

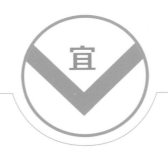

宜了解坐月子期间饮食重点

清淡易于消化

产后1~2天，由于劳累，新妈妈的消化能力减弱，应该吃些容易消化、富有营养又不油腻的食物，如牛奶、豆浆、藕粉、面片，大米或小米等谷类煮成的粥、挂面或馄饨等。以后随着消化功能的恢复，可进食普通饮食，但在产后的3~4天里，不要喝太多的汤，以免乳房淤胀过度。待泌乳后才可以多喝汤，如鸡汤、排骨汤、猪蹄汤、鲫鱼汤、元肉红枣汤、肉骨汤煮黄豆等，这些汤类既可促进乳汁分泌，又含有丰富的蛋白质、矿物质和维生素等营养素。

摄取优质蛋白质

月子里要多吃一些优质的动物蛋白质，如鸡、鱼、瘦肉、动物肝脏等，适量的牛奶、豆类也是新妈妈必不可少的补养佳品。但蛋白质不宜过量，一般每天摄取90克左右蛋白质即可，否则会加重肝肾负担，还易造成肥胖。

食物多样化

食物应保持多种多样，粗粮、细粮和蔬果都要吃，不能只吃精米精面，还要搭配杂粮，如小米、燕麦、玉米粉、糙米、标准粉、红豆、绿豆等。而且要选用品种、形态、颜色、口感多样的食物，变换烹调方法，这样既可保证各种营养的摄取，还可使蛋白质起到互补的作用，提高食物的营养价值，对新妈妈恢复身体很有益处。

☒忌产后不吃蔬菜

为什么必须吃蔬菜

成人每天需要维生素A6毫克，主要是通过蔬菜获得胡萝卜素，然后由肝脏和肠壁将胡萝卜素转变成维生素A，供人体利用。

含胡萝卜素比较多的蔬菜有：胡萝卜、韭菜、菠菜、芹菜叶、莴苣叶、黄花菜、小白菜等。成人每天需要维生素B_1和维生素B_2 2~3毫克，黄花菜、香椿、藕、马铃薯、菠菜、雪里蕻、油菜、小白菜和空心菜等含量比较多。维生素C是人体需要量最多的维生素，每人每天需要75~100毫克。蔬菜中的鲜辣椒含维生素C最多，菜花、雪里蕻、甘蓝、萝卜缨、蒜苗、苋菜、圆白菜、心里美、菠菜中含量也很丰富。蔬菜中也含有人体所必需的维生素PP、维生素K等。

另外，蔬菜中还含有钙、磷、铁等人体所必需的多种物质和丰富的纤维素，以及淀粉、糖、脂肪、蛋白质等营养成分。

要吃新鲜蔬菜：因为新鲜蔬菜里所含有的维生素C要比干菜、咸菜多。

要连老叶一起吃，蔬菜外面的叶子比菜心养分高，所以不要把外面的老叶扔掉，光吃嫩菜心。

能吃带皮的菜不要去皮：因为皮含维生素C最多，如南瓜、洋芋、萝卜等。

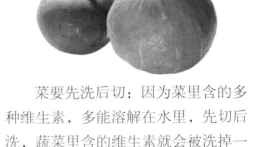

菜要先洗后切：因为菜里含的多种维生素，多能溶解在水里，先切后洗，蔬菜里含的维生素就会被洗掉一部分。

切后随即下锅：蔬菜里含的维生素多半不大稳定，如果把菜切碎了不下锅，维生素便容易被空气氧化而损失一部分。煮菜时间不能太长，水不要太多。

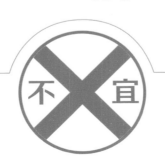

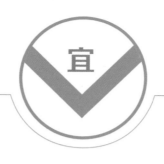

宜

√宜了解帮助排除恶露的食物

第一周是产妇排恶露的黄金时期，产前的水肿以及身体多余的水分，也会在此时排出。因此，第一周暂时不要吃得太补，以免恶露排不干净。有很多食物都可以帮助新妈妈月子期间尽早排出恶露，例如红糖等，不过，当恶露颜色比较正常时要停止使用这些食物。宝宝出生后胎盘也随之娩出。之后，阴道会排出一些棕红色的液体，其中含有血液、坏死的蜕膜组织、细菌及黏液等，这就是通常说的"恶露"。

排恶露的食物

山楂	不仅能够帮助产妇增进食欲，促进消化，还可以散瘀血
红糖	有补血益血的功效，可以促进恶露不尽的产妇尽快化瘀，排尽恶露
藕	具有清热凉血、活血止血的作用，适合恶露不尽的产妇使用，可以帮助改善症状
阿胶	具有补血、止血的功效，对子宫出血具有辅助治疗作用，既可养身又可止血，对产后阴血不足、血虚生热、热迫血溢引起的恶露不尽有治疗作用。生化汤可活血散寒、祛瘀止血，适用于产后瘀阻腹痛拒按、恶露不净、滞涩不畅、色暗有块，或见面色青白、四肢不温等症状注意，如果产妇子宫收缩较好，恶露的颜色和量都比较正常的话，就要停止食用这些食材了。因为这些食物长时间食用会使恶露增多，导致慢性失血性贫血，而且会影响子宫的恢复以及产妇的身体

✗忌分娩后吃味精

为了宝宝不出现缺锌症，产妇应忌吃味精。如果乳母在摄入高蛋白饮食的同时，又食用过量味精，则不利于锌的吸收。因为味精内的谷氨酸钠会通过乳汁进入宝宝体内，它能与婴儿血液中的锌发生特异性的结合，生成不能被机体吸收的谷氨酸，而锌却随尿排出，从而导致宝宝锌的缺乏，还可造成智力减退，生长发育迟缓等不良后果。

✗忌吃巧克力

产妇在产后需要给宝宝喂奶，如果过多食用巧克力，对哺乳宝宝的发育会产生不良的影响。这是因为，巧克力所含的可可碱会渗入母乳并在宝宝体内蓄积，能损伤神经系统和心脏，并使肌肉松弛，排尿量增加，结果会使宝宝消化不良，睡眠不稳，哭闹不停。

✗忌过早服用人参

其实产妇产后急于用人参补身子是有害无益的。

1. 对于刚生完孩子的产妇，精力和体力消耗很大，十分需要卧床休息，如果此时服用人参，反而因兴奋难以安睡，影响精力的恢复。

2. 人参是补元气的药物，服用过多又能促进血液循环，加速血的流动，这对刚刚生完孩子的产妇十分不利。因为妇女在生孩子的过程中，内外生殖器的血管多有损伤，服用人参，有可能影响受损血管的自行愈合，造成流血不止，甚至大出血。因此，产妇在生完孩子的一个星期之内，不要服用人参，分娩7天以后，产妇的伤口已经愈合，此时服点儿人参，有助于产妇的体力恢复。但也不可服用过多。此药属热，会导致产妇上火或引起婴儿食热。

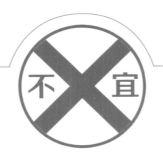

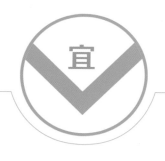

♀√宜了解产后补血吃什么

荤素皆宜——黑木耳

黑木耳是一种滋补健身的营养佳品。由于黑木耳营养丰富、滋味鲜美、片大肉厚，故被人誉为"素中之荤"。其中蛋白质、维生素和铁的含量分别比银耳高。

天然维生素丸——红枣

红枣能补益脾胃和补中益气。多吃红枣能显著改善肠胃功能，达到增强食欲的功效。此外，红枣还能补气血，对于气血亏损的新妈妈特别有帮助。

完全蛋白质——鱼类

鱼类营养丰富，味道鲜美，蛋白质含量高。鲫鱼清炖是很好的催奶食品。鱼肉味道鲜美，不论是食肉还是做汤，都清鲜可口，引人食欲，是日常饮食中人们比较喜爱的食物。

食疗的营养库——猪肝

猪肝味甘性温，有补肝、养血、益目三大功效，其蛋白质含量远比瘦肉高，所含的碳水化合物为糊精，容易被人体消化和吸收，还含有各种维生素和

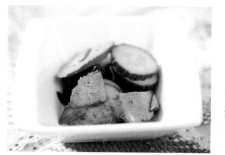

无机盐，常吃可以"以脏补脏"，补肝血、养肝阴。猪肝含铁丰富，对产后贫血、缺铁性贫血的人群，猪肝是补铁的最佳来源。另外，猪肝含有维生素B_2，是治疗恶性贫血疾病的首选食物。

✗忌吃刺激性食物

1. 辣味食物。如葱、姜、辣椒等，一次不能过量。

2. 冷冻食品食用过量容易引起下痢。

3. 晒干的食品和多纤维蔬菜，食用过量不容易消化。

4. 饮料。浓茶、浓咖啡、红茶、酒精等。

5. 腌制食物。如酱菜、腌菜等含盐丰富的食品。

✗忌吃母鸡

传统的风俗习惯中，母鸡被认为是坐月子的最佳食品，不但能增强体质，而且能促进乳汁分泌。但科学证明，产后吃炖母鸡不但不能增乳，反而会出现回奶现象。新妈妈产后血液中的激素浓度大大降低，导致催乳素发挥催乳作用，促使乳汁分泌。但是新妈妈产后食用炖老母鸡，由于母鸡的卵巢和蛋衣中含有一定量的雌激素，大量食用会使血液中雌激素浓度增加，催乳素的效能因此减弱，进而导致乳汁不足，甚至完全回奶。

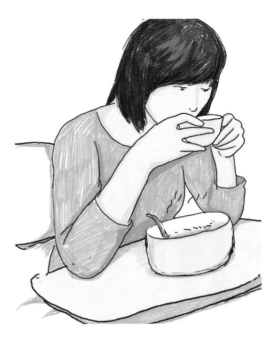

✗忌过早节食

通常新妈妈分娩后体重会增加，许多人为了恢复产前的苗条身材，产后便马上开始节食，这样做不但有损身体健康，而且哺乳的新妈妈更不可取。新妈妈产后所增的体重，主要为水分和脂肪。如果是给宝宝哺乳，势必要消耗体内的大量水分和脂肪，这些脂肪根本不够。新妈妈不仅不能节食，还要多吃营养丰富的食物，每天必须保证摄入足够的热量。

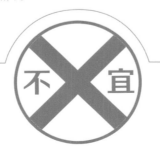

不 宜

月子里需要注意的生活细节

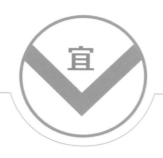

宜

宜了解新妈妈身体出现的变化

产后恶露

子宫组织破裂脱落时排出的分泌物被称之为"恶露"，和日常生活中的月经非常相似，这种现象会在产后持续2~4周。因为在产后的一段时间内很容易引起感染，所以一定要留意自己身体出现的各种变化。如果出血量较大，停止后又出血，恶露气味不好、身体发热，这些很可能是阴道感染的迹象，所以要及时向医生、护士或有过分娩经验的人询问。

	第一天	第七天	第十二天	三周后	五周后
颜色	鲜红色	暗红色	黄色	白色	透明
用纸	产妇专用卫生巾	产妇专用卫生巾	生理期卫生巾	生理期卫生巾	普通卫生巾

阴道松弛

产后阴道松弛有很多原因，如分娩过程中引产造成的阴道损伤；多次分娩；产后缺乏运动；产褥期盲目减肥；不注意营养或者过于劳累进而导致盆腔肌肉群恢复不良等。阴道本身有一定的修复功能，产后出现的扩张现象3个月后即可恢复。但经过挤压撕裂，阴道中的肌肉受到损伤，其恢复需要更长的时间。另外，产后需要及时通过一些锻炼来加强弹性的恢复，促进阴道紧实。

×忌过堂风

妊娠和分娩对女性来说是一个巨大的体力消耗过程，产后虚弱，免疫力低，稍有不慎就会被传染上疾病。闭门不出，减少与公共场所的灰尘、细菌、病毒等接触的机会，有利于预防疾病。但避风也要适当，只是新妈妈居室不能有过堂风，适当的空气流通，对保持空气新鲜还是必要的。

×忌坐月子久站、久蹲

有些新妈妈以为，只要出了月子就表明身体恢复得差不多了。于是，一出了月子就不在意久站、久蹲或剧烈运动了。其实，盆腔里的生殖器官在这时并没有完全复位，功能也没有完全恢复。如果不注意防护，仍然会影响生殖器官复位。

×忌坐月子期间频繁接触来探望的人

新妈妈身体虚弱，加之夜间要频繁哺乳，照顾宝宝，需要抓紧时间适当多休息；宝宝神经功能也未发育完全，稍有响动就容易受到惊吓，所以月子里尽量谢客，减少打扰、噪声和传播疾病的机会，对母婴都是一种关心和爱护。

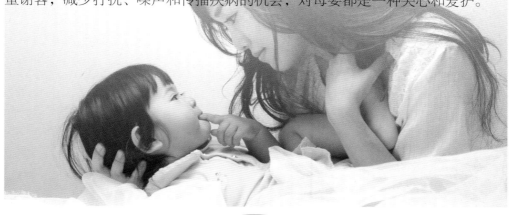

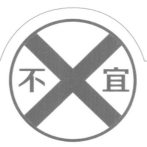

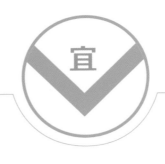

√ 宜了解产后要尽早下床活动

产妇如果原本身体健康，在恢复体力后，可于产后6~8小时坐起来，12小时后自己走到厕所排便，次日就可以随意活动及行走。

早期下床活动，可以促进身心的恢复，并有利于子宫的复旧和恶露的排除，从而减少感染机会，促使身体早日复原。还可减少产褥期各种疾病的发生。例如，早期活动可以减少下肢静脉血栓形成的发生率；使膀胱和排尿功能迅速恢复，减少泌尿系统的感染；促进肠道蠕动，加强胃肠道的功能以增进食欲，减少便秘的发生；并可促进盆底肌肉、筋膜紧张度的恢复等。

剖宫产的产妇术后平卧6小时后，要翻身、侧卧，术后24小时可以坐起，如在技术条件好的医院则可以下地短时间活动，条件一般的医院则48小时后开始在床边活动，术后可以哺乳。剖宫术后，早期下床活动，可以减少术后肠粘连。

但开始活动时间不宜过长，以免过度疲劳，可逐步增加活动量。至于下床活动的时间，要根据产妇身体情况，因人而异。

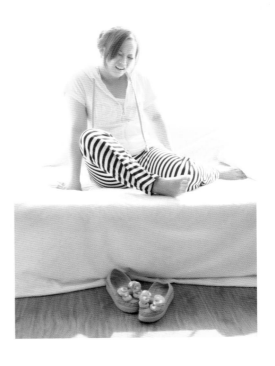

✖ 忌坐月子期间哭

这个说法是有道理的。女性产后雌激素水平急剧下降，伤口还未愈合，又可能有哺喂母乳遭遇挫折、身材改变、不知如何照顾新生儿等问题，容易感到抑郁，甚至哭泣。

中医认为肝开窍于目，为精血所养，产后本已气血耗损，如果再哭泣则更伤于精血，可能会造成眼睛的伤害。因此，希望新妈妈尽量不要哭泣，看电视时也不要选那种容易被感动的节目，要好好休养。丈夫及家人也要多多给予支持，帮助新妈妈渡过这个难关。

✖ 忌过早做剧烈运动

产后及早运动，对促进体力恢复和器官复位有很好的促进作用，但一定要根据自身情况适量运动。有些产妇急于恢复身材，月子里便开始进行大运动量或较剧烈的锻炼。这样，会影响尚未康复的器官恢复，还会影响剖宫产刀口或侧切伤口的愈合。

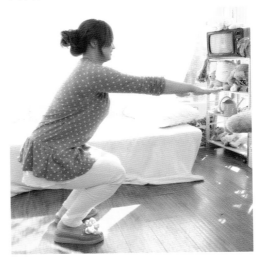

有一些女性坐月子时，常由妈妈或婆婆陪床睡觉，其意在使其丈夫夜间回避。这样不仅可以对母婴进行较好的照顾，而且对那些缺乏卫生知识和经验的新妈妈很有必要。

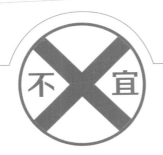

不 ✖ 宜

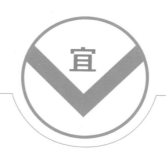

⟋宜了解与西方坐月子的差别

在英国、美国很多接待女性分娩的医院，在产妇生产之后的3个小时，护士就会抱着婴儿来让妈妈哺乳。同时，依照每个妈妈不同的饮食习惯，护士也会送来冰块、冰激凌、果汁等饮品，而中国产妇却只能喝小米粥和红糖水。

如果是顺产，欧美产妇会在24小时内离开医院，如果是剖宫产会稍微延迟一些时候回家。而一回到家中，她们走亲访友，不需要特别的护理。而在我国，有的家庭是请妈妈或者是婆婆照顾，有的家庭是请保姆或者是去"月子中心"。

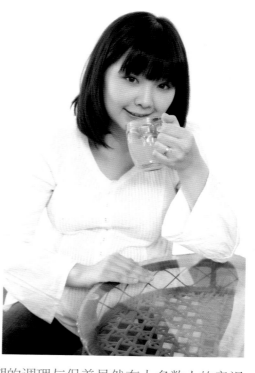

不管东方人还是西方人，女性怀孕期身体的调节和变化是相同的，分娩后都必须休养。只不过，西方人平日饮食注重高蛋白、高脂肪的肉类，平时运动多，身体强壮。但是实际上，科学成果已经显示，很多西方女性步入中年之后，各种妇科疾病的患病概率明显比我国女性多得多，尤其是乳腺癌的比例。所有这些都证明了，女人产后恢复期的调理与保养虽然在大多数人的意识上没有更年期来得多，但是它的重要性却已经很明显了，坐月子的确可以波及一个女人后半生的身心健康与寿命的长短。要想成就健康的身体，成就美满的家庭，成就高质量的人生，月子期在每个女人的生命中都是非常重要的环节。

✕忌过早穿塑身内衣

穿着紧身的塑身内衣会影响身体的卫生，不利于产后恢复，特别是剖宫产者。专家建议：最好在产后1个月开始穿着，不过，哺乳的产妇还是应坚持使用哺乳文胸。

胸罩应选择前开式的，这样在看病时、喂奶时都比较方便。也可以选择有伸缩性的布料，从下向上戴的，以及肩带式或比较肥大的乳罩。

✕忌产妇用普通卫生巾

对于产妇来说，分娩后发生的生理变化要比经期更加复杂，在选择产后使用的卫生巾上，千万不能掉以轻心，不能随便使用普通卫生巾。原因如下：

分娩后，产妇外阴部位通常留有伤口，普通卫生巾是为普通女性设计，使用一般合成纤维制成，由于含化学成分，杂质多，容易起绒毛，摩擦系数大，易脱落和产生静电，极易对产妇敏感的伤口产生刺激，加大产妇的疼痛。

此外，普通卫生巾使用化纤制成，含黏合剂、荧光增白剂等化学成分，非常不适合产妇高度敏感的皮肤，容易产生刺激，引起产妇感染；普通卫生巾吸水性一般，容易侧漏、回流，无法应对产后大量恶露；使用过程中，卫生巾表面潮湿、闷热，不仅使产妇产生湿湿黏黏不舒服的感觉，产妇排出的恶露还含有适宜细菌迅速滋生的营养物质，对于产妇伤口的愈合极为不利。很多卫生巾为提高防水性能，加大制品的压层厚度，但是防水性能过高，透气、透湿性则很差，很容易导致对皮肤的刺激，引起痱子和红痒等问题，非常不适合产后妇女使用。特别值得注意的是，很多品牌的卫生巾并不专门消毒，无法达到完全无菌状态的卫生标准。对于处于敏感时期的产妇来说，显然存在安全隐患。

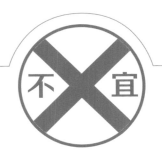

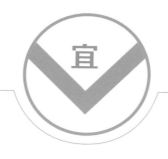

√宜创造产后舒适的休养环境

室内环境安宁、整洁、舒适，有利于产妇休养。若杂乱无章，最大限度的阳光照射，均对产妇休养不利。

要清洁卫生

俗话说"干干净净，没灾没病"，这话是很有道理的，此为产妇防病保健的重要方法。产妇在月子里几乎整天都在居室内度过，故室内环境一定要打扫得非常干净。在产妇出院之前，家里最好用3%的来苏水湿擦或喷洒地板、家具及2米以下的墙壁，2小时后通风。卧具、家具也要消毒，阳光直射5小时可以达到消毒的目的。除此以外，保持卫生间的清洁卫生更不可忽视，要随时清除便池的污垢，排出臭气，以免污染室内空气。在产妇室内宜放些卫生香，这样可调节室内空气，消毒抑菌。当卫生香点燃后，紫烟缭绕，芬芳飘逸，清洁空气，香雅提神，非常有益于室内的环境卫生。一般一间屋内每次点燃1支卫生香即可，可防化学香精的烟雾引起中毒。

要温度适宜

冬天温度18~25℃，相对湿度30%~50%；夏天温度23~28℃，湿度30%~60%。产妇不宜住在漏、湿的房间里，因为产妇的体质和抵抗力都较低，所以居室更需要保温、舒适，卧室通风，要根据四季气候和产妇的体质而定。

产妇居室采光要明暗适中，随时调节，要选择阳光辐射和朝向好的房间做寝室用。这样，夏季可以避免过热，冬天又能得到最大限度的阳光照射，使居室温暖。

✕忌抱着新生儿睡觉

新生儿初到人间，就应从此时起使其养成良好的睡眠习惯，让宝宝独自躺在舒适的床上睡觉，不仅睡得甜香，也有利于心肺、骨骼的发育和抵抗力的增强。经常抱着孩子睡觉，孩子睡得不深，醒后常不精神，影响睡眠的质量；抱着宝宝睡觉，身体不舒张，身体各个部位的活动，尤其是四肢的活动要受到限制，不自由，使全身肌肉得不到休息；抱着睡觉也不利于孩子呼出二氧化碳和吸进新鲜空气，影响孩子的新陈代谢；更不利于孩子养成独立生活的习惯。

✕忌涨奶存留

让宝宝尽早吸乳

如果产后能让宝宝尽早与新妈妈亲密接触，并在宝宝出生后半小时内就开始吮吸母乳，这样不仅有利于宝宝得到含有丰富营养和免疫球蛋白的初乳，还能刺激母乳分泌。由于宝宝的吮吸能力很强，小嘴特别有力，因此可以通过吃奶这种方式来疏通新妈妈的乳腺管，使乳汁排得更加顺畅。

吸奶器好帮手

如果宝宝因为某些原因无法用吮吸来帮助妈妈，那就应当选择一款吸奶器来帮忙。在挑选吸奶器的时候要注意其吸力必须适度，使用时乳头不应有疼痛感。建议选择有调节吸奶强度功能的自动吸奶器，可根据实际情况及时调整吸奶器的压力和速度。

按摩疗法

在洗净自己的双手后握住整个乳房，均匀用力，轻轻地从乳房四周向乳头方向按摩、挤压，这样做能帮助疏通乳腺管，促使皮肤水肿减轻、消失。在按摩的过程中如果发现乳房的某一部位胀痛特别明显，可在该处稍稍用力挤压，排出淤积的乳汁，以防此处乳腺管堵塞，导致乳腺炎。

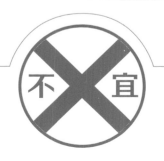

不✕宜

月子里的护理知识

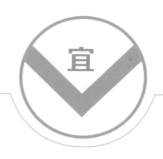

√宜了解分娩后的护理

产后要好好休息

分娩之后看到自己的宝宝，妈妈都会感觉十分幸福，感到非常满足，紧接着由于分娩的疲倦，会不知不觉地睡意袭来。这时，你可闭目养神或打个盹儿，不要睡着了，因为要给宝宝喂第一次奶，医护人员还要做产后处理，顺产的新妈妈还要吃点儿东西。

积极预防产后出血

产后1小时左右你会出很多血，这是子宫里未排净的余血、黏液和其他组织。血量会逐渐减少，刚开始是暗红色的，然后会变成粉红色，最后会变成褐色。产后出血会持续6周左右。一旦阴道有较多出血，应通知医生，查明原因，及时处理。

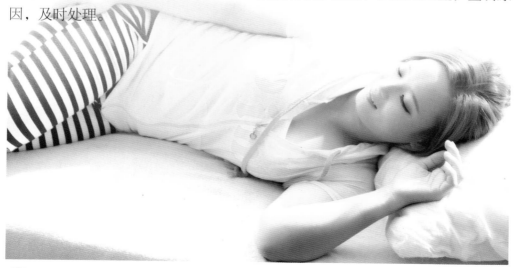

✕忌夏天坐月子"捂"

夏天气候潮湿炎热，务必保证室内凉爽通风，光线充足，窗明几净。以室内无穿堂风为好。若产妇感到烦躁闷热，也可用扇子，感到有微风去热即可，切不可用电扇或空调直吹。

若产妇感到闷热难忍，可将电扇置于窗口，开慢速度，以产妇不觉有风吹感为宜。当产妇熟睡时，应将电扇关掉。许多产妇为了避风，盛暑之季，仍将门窗紧闭，导致产后受热，出现尿黄、便结、热疮、痱子满身，甚至出现高热、烦闷等中暑现象。

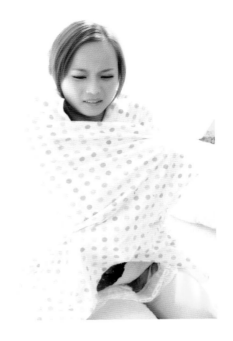

夏天的衣着被褥皆不可过厚，以穿着棉布单衣、单裤、单袜避风即可。头部无须遮围，被褥须用毛巾制品，可吸汗去暑湿，以不寒不热为好。若汗湿衣衫，应及时更换，以防受湿。

✕忌夏天坐月子洗澡贪凉

有些在夏天坐月子的产妇，为了身体舒爽会用不太热的水冲凉。这种一时贪凉的举止，往往会带来许多后患。产后触冷会使气血凝滞，以至于恶露不能顺畅排出，导致日后身痛或月经不调。洗澡的水应该与体温接近，37℃左右为宜。

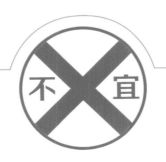

不 宜

月子里的不适症状

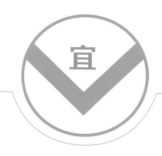

√宜了解剖宫产的护理

尽早活动

麻醉消失后，上下肢肌肉可做些收放动作，术后6小时就可起床活动。这样可促进血液流动和肠胃活动，可防止血栓和肠粘连。此时特别需要注意保暖以及各种管道的畅通情况；勤换卫生巾，保持清洁；腹部的沙袋须放置8小时；12小时后，妈妈在家人或护士的帮助下可以改变体位，翻翻身、动动腿。

术后恢复知觉后，就应该进行肢体活动，24小时后应该练习翻身、坐起，并下床慢慢活动，条件允许还应该下地走一走。运动能够促进血液循环，使伤口愈合更加迅速，并能增强胃肠蠕动，尽早排气。

产后排尿

产后数天产妇的尿量会增加，尿管通常需要留置1~2天，或等到点滴拔除后1~2小时移除尿管，拔除尿管后，新妈妈一般可在4~8小时内自己解小便。但是由于腹部伤口疼痛，而不敢用力，容易造成排便困难。

预防伤口感染

剖宫产的伤口在下腹10厘米左右，愈合约需一周。肥胖的产妇由于皮下脂肪较厚，容易发生伤口感染。剖宫产伤口的照顾必须遵循两个原则：一是保持干爽；二是在手术隔天视情况换药，但是不可天天换，以免伤口刚愈合又撕裂。由于伤口会疼痛，产妇要特别注意翻身的技巧。

✕ 忌忽视生殖器官感染

产后生殖器官感染的原因

常见生殖感染疾病

滴虫性阴道炎	白带发生改变及外阴和阴道口瘙痒，白带增多呈稀薄泡沫状
真菌性阴道炎	白带增多及外阴、阴道瘙痒，可伴有外阴、阴道灼痛，小便时尤为明显。时有尿频、尿痛、性生活痛
急性宫颈炎	白带多，呈脓性，有时带血丝，伴下腹坠胀，腰骶部疼痛
慢性宫颈炎	白带多，黏稠浓厚，有时呈黄脓性，有时有接触性出血。当炎症扩散到盆腔时，可有腰骶疼痛、盆腔部下坠痛等

预防方法

饮食：改变饮食可增强免疫力，避免常常感染真菌，如少吃淀粉类、糖类以及刺激性的食物（酒、辛辣物、油炸类），多吃蔬菜水果类，水分要充足。

勤上厕所：由于女性尿道比男性尿道短，又接近肛门，大肠杆菌容易侵入，因此女性阴道感染的概率很高，勤排尿可以减少尿道中的细菌含量。大便后用手纸由前向后揩拭干净，并最好养成用温水清洗或冲洗肛门的习惯。若不揩净，肛门口留有粪渍，污染了内裤，粪渍内含有的肠道细菌会趁机拐入阴道，引起炎症。

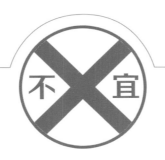

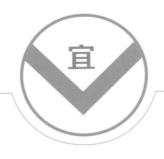

▽宜了解产后腹部恢复

产后最初几天，可能会对腹部是如此的松弛感到惊讶。当意识到在怀孕期间，腰围可以增加30厘米，就不会感到那么惊讶了。这时也要花一些时间，才能使腹部肌肉恢复原先的状态与力量。

腹部的肌肉具有以下的功能：

1. 保护腹部的脏器，包括怀孕时的子宫。
2. 支撑脊椎并使骨盆维持在正确位置。
3. 这些肌肉帮助身体的排出运动，例如：分娩、咳嗽与打喷嚏。

在脐部，由上而下的肌肉称为腹直肌。腹直肌包括2个半面，由一层薄薄的称为白线的纤维组织结合在一起。

▽宜了解外阴及盆底组织的恢复

分娩后，可引起外阴轻度的水肿，2~3周内自行消失。如果注意局部清洁和护理，会阴部的轻度裂伤或会阴的切口，一般都能在4~5天内愈合。如果会阴重度裂伤或伤口感染，切口裂开会增加产妇的痛苦，需要两周甚至1个月后方可痊愈。

产后盆底肌肉及其筋膜由于扩张而失去弹力，而且常有部分肌纤维断裂。产褥期如果能够坚持产后运动，盆底肌肉可以恢复至接近孕前状态，否则就不能恢复原状。

如果产后盆底肌肉及其筋膜有严重断裂，而产褥期又过早地干体力劳动，就可能导致产后阴道壁膨出，甚至引起子宫脱垂，造成长期的痛苦。

🔖 ✕ 忌忽视产后痔疮

产后易患痔疮的原因，是由于产后子宫收缩，直肠承受胎宝宝的压迫突然消失，使肠腔舒张扩大，粪便在直肠滞留的时间较长，容易形成便秘。加之在分娩过程中扯破会阴，造成肛门水肿疼痛等。因此，产后注意肛门保健和防止便秘是防止痔疮发生的关键。

扩肛保健法

用右手指涂上适量具有润滑作用的痔疮膏或抗生素膏，先在肛周轻轻按揉1分钟左右，然后将示指缓缓伸入肛门内约2个指节，将伸入肛内的示指向前后左右四个方向扩肛，持续3分钟，对有裂口及内括约肌疤痕纤维处要适当加压用力，有利于内括约肌松懈。扩肛后，再在肛管口涂适量痔疮药膏。

产后便秘

发生便秘，可服蜂蜜、麻仁丸以利润肠通便，每次排便前在肛门内挤入开塞露再排便。适当吃梨、慈姑、香蕉以增强肠道水分。肛裂者可在便后用温水坐浴15～20分钟，在肛裂处涂九华膏等收敛消炎药。排便时注意用力不要过猛、手纸应柔软，以免擦伤肛门皮肤，必要时可手术治疗。

调节饮食结构

产妇在食鸡、鱼、肉、蛋等高蛋白质食物基础上，合理搭配一些含纤维素较多的食物，如粗粮、新鲜蔬菜。适当选食"土豆""红薯"等，也有利于大便通畅。多喝些水，吃植物油，能直接润肠，后者在肠道中分解的脂肪酸也有刺激肠蠕动作用，利于排便。少吃辛辣刺激食物。

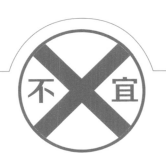

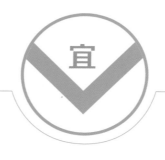

√宜了解子宫的恢复

在怀孕期间，由于体内激素分泌的影响，子宫会随着胎宝宝的成长而逐渐扩张。这种变化是相当大的，可以想象子宫由怀孕前如小梨子的形状扩张成一个西瓜那么大，而其重量也大约由60克增至1000克，由此可以想象其变化是多么大了。

分娩以后，随着胎盘的排出，子宫也变成原来大小。但是，它还是需要大约6周的时间，才能完全收缩至最初的大小与重量。这收缩的过程称为复旧。

当子宫复旧时，子宫内部不需要的东西会排出。这些排泄物称为恶露，持续3~4周。最初，是由胎盘处排出红色的血来，过了几天便呈褐色，过了数周以后，则呈黄色。颜色的转变是不可预期的，因为在这期间，血的流失会有所变化，最常见的是小小的血凝块。一般的恶露不会有恶臭。

√宜了解会阴的恢复

分娩后会阴部会在最初几天感到非常疼痛，在此，提供一些改善的方法。

在休息的时候，花一些时间平躺，以减轻肌肉负担，假如用脸盆盛水或莲蓬头清洗会阴部，要确定水流的方向是由前至后，否则很可能将肛门的排泄物冲到会阴部位。在使用卫生纸的时候，擦拭的方向也是由前向后，以避免先前接触过肛门的卫生纸碰到阴道。

对于自然分娩的产妇，1：5000的稀疏高锰酸钾热水熏蒸对于会阴部的恢复有显著效果。

♀ ✕忌忽视产后血晕

产后血晕的原因

产妇分娩以后，头晕眼花，难以起坐，昏倒榻下，或心中郁闷，恶心呕吐，心烦不安，重则口噤神昏，不省人事，都是产后血晕的症状。

本病的发生是由于产后失血过多、心神失养所致。此外，产后恶露不下，瘀血上攻扰乱心神亦可致头晕。

治疗方法

在治疗上，中医认为若属于血虚气脱型，证见产后失血过多、质稀、晕眩、心悸、烦闷不适、昏迷、手凉肢冷、冷汗淋漓、面色苍白、舌淡无苔、脉微欲绝，治宜益气固脱，用独参汤，即人参15～30克煎汤，温服，1日2次。

若产后血晕属血瘀气闭型，证见产后恶露不下或量少，小腹阵痛拒按，心下气满，神昏口噤，牙关紧闭，双手握拳，面色紫暗，舌暗苔少，脉涩，治宜行血逐瘀，可用夺命散，药用没药3克、血竭3克，煎汤温服，1日2次。

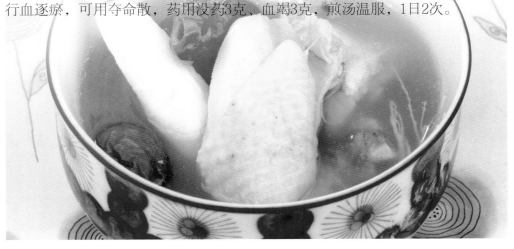

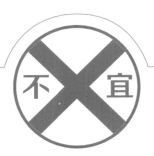

不 ✕ 宜

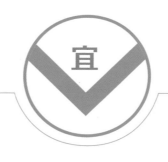

√宜了解怎样预防乳腺炎

有乳头创伤或乳头发育不良史，开始有发冷，而后高热、寒战、头痛、乳房胀痛或搏动性疼痛等全身中毒症。早期乳房肿胀面积增大，局部硬结，进而红、肿、热、有压痛及搏动性疼痛；形成脓肿则有波动感，感染表浅者可自行破溃；患侧腋窝淋巴肿大、压痛。

脓肿的临床表现与其位置的深浅有关，位置浅时，早期有局部红肿、隆起，而深部脓肿早期时局部表现常不明显，以局部疼痛和全身性症状为主。

脓肿可以单个或多个；可以先后或同时形成；有时自行破溃或经乳头排出，亦可以侵入乳腺后间隙中的疏松组织，形成乳腺后脓肿。

乳腺炎发病的基础就是因为乳汁没有及时从乳腺中排除，造成乳汁淤积。所以在感到乳房疼痛、肿胀甚至局部皮肤发红时，不要停止母乳喂养，而要勤给宝宝喂奶，否则可使乳腺炎继续加重。但在乳腺局部出现化脓时，不要让宝宝吃患病侧乳房，可以吃健康一侧的乳房。只有当病情严重且在乳腺上发生乳瘘时，才有必要暂时停止母乳喂养，但这种情况是极少发生的。

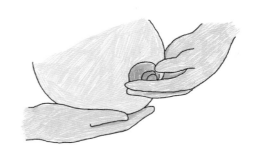

√宜了解产后阴道干涩的原因

产后外阴干燥的事例不少。血液中的雌激素浓度过高时，就会对丘脑下部及垂体的功能产生抑制，以致垂体分泌的促性腺激素减少，受其支配的卵巢分泌功能也相应降低，反而使雌激素不足，使阴道上皮细胞萎缩，黏膜变薄，宫颈黏液减少，女性就会感到外阴干燥，有时甚至皮肤瘙痒，发生破裂。

♀ ✕忌忽视产后关节痛

孕妈妈在分娩后，体内激素会发生变化，其结果会导致关节囊及其附近的韧带出现张力下降引起关节松弛，此时若过多从事家务劳动，或过多抱孩子，就会使关节、肌腱、韧带负担过重，引起手关节痛，且经久不愈。在产褥期，产妇要注意休息，不要过多做家务，要减少手指和手腕的负担，少抱孩子。

♀ ✕忌忽视产后风湿

主要症状是腰肩部发凉，肌肉发紧，僵硬，酸胀不适，遇阴雨天，便更加严重。

由于此病严重影响妇女的身心健康，故要积极防治。

首先，是预防风邪。女性分娩后，由于出血和体力的消耗，身体的抗病能力下降，若不注意预防风寒，虚邪贼风易乘虚而入，引起肌风湿。因此，女性分娩后，应注意四时气候的变化，对虚邪贼风，应注意避之。

其次，是注意增加营养。分娩时，出血较多，身体耗损较大，抵抗力下降，急需要增加脂肪、蛋白质食品及富含维生素的新鲜蔬菜和水果等。

再次，是做红外线照射或超短波治疗。也可根据疼痛部位的大小，将食盐放入锅中炒热，用布包好敷于疼痛处，每天1次，每次20~30分钟。此外，用电针治疗效果也较好。

产后腰腿痛，多以腰、臀和腰骶部酸痛日夜缠绵为主，部分患者伴有一侧腿痛，疼痛部位多在下肢内侧或外侧。有的可伴有双下肢沉重、酸软等症。

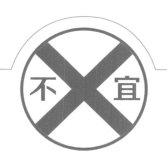

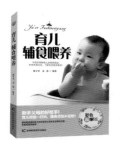

《育儿辅食喂养》

定价：32.80元　　作者：郎宇丹　袁　影

　　本书合适新手父母阅读，是一本关于婴幼儿养育及喂养的图书。本书详解婴幼儿日常生活中需要特别注意的照顾要点，包括饮食营养、辅食的制作等。让新手父母在养育宝宝时，能够对出现的问题及需要有个基本了解，拥有足够的信心去应对宝宝成长发育过程中的每一个阶段。

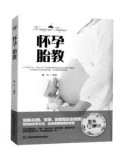

《怀孕胎教》

定价：32.80元　　作者：滕　红

　　介绍胎儿每周的发育情况和孕妈妈的身体变化、心理及健康饮食情况。为孕妈妈讲述孕期每个月最关心的问题，提供每月健康调整，饮食营养，以及每个月应该注意的问题等，方便实用，简单易懂。同步讲解相应孕期的胎教的具体内容，趣味手工、名画欣赏、诗歌故事等。孕后期，讲解分娩知识、产程中要注意的问题、产后调养等。

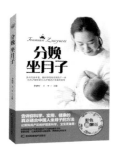

《分娩坐月子》

定价：32.80元　　作者：李洪军　王　雪

　　本书按照分娩坐月子的时间顺序，先后讲述了产前准备、宫缩、分娩的最佳时机和上产床之前的身心准备，以及宝宝的出生过程，按照产后的时间系统地介绍新妈妈和宝宝可能发生的情况以及注意事项，全面地介绍月子期的产后调理、体形恢复、饮食营养、月子病防治等与新妈妈息息相关的内容，是新妈妈的实用宝典。

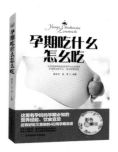

《孕期吃什么怎么吃》

定价：32.80元　　作者：张小平　吴　莹

　　本书针对孕期每一个阶段，分别介绍了相应的营养知识、营养食谱及其制作方法，让孕妈妈在乐享美食的同时，保证了特殊时期身体各器官的营养需要，达到安胎保胎、促进胎儿正常发育的目的，并提出了日常生活中常见的饮食禁忌。全书内容丰富，集科学性、实用性和可读性于一体，是孕妈妈的必读书，希望孕妈妈能"吃得好，孕育得更好"！